民国
中医药
教材 南京国医传习所中医讲义

内经之研究

章启民 编 陈用崇 整理 王树文 参校

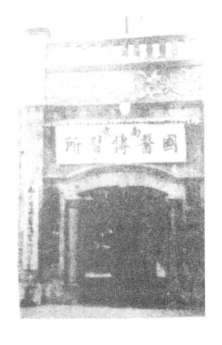

学苑出版社

图书在版编目（CIP）数据

内经之研究/章启民编;陈用崇整理;王树文参校.
—北京:学苑出版社,2014.2
（南京国医传习所中医讲义）
民国中医药教材
ISBN 978 – 7 – 5077 – 4167 – 4

Ⅰ.①内… Ⅱ.①章… ②陈… ③王… Ⅲ.①《内经》—教材
Ⅳ.①R221

中国版本图书馆 CIP 数据核字（2014）第 023498 号

审　　订:高振英
责任编辑:陈　辉　付国英
封面设计:周　毅
出版发行:学苑出版社
社　　址:北京市丰台区南方庄 2 号院 1 号楼
邮政编码:100079
网　　址:www.book001.com
电子信箱:xueyuan@public.bta.net.cn
销售电话:010-67675512、67678944、67601101（邮购）
经　　销:新华书店
印刷厂:北京市广内印刷厂
开本尺寸:890×1240　　1/32
印　　张:3
字　　数:51 千字
版　　次:2014 年 1 月北京第 1 版
印　　次:2014 年 1 月北京第 1 次印刷
印　　数:0001—3000 册
定　　价:15.00 元

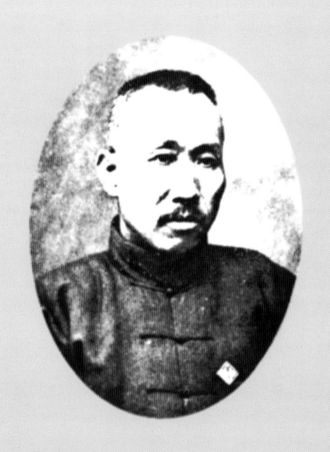

中央国医馆馆长焦易堂

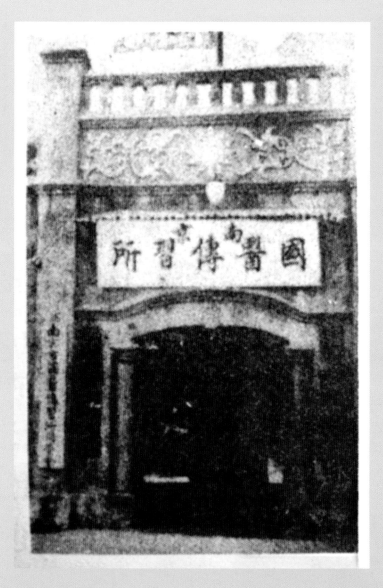

南京市国医传习所

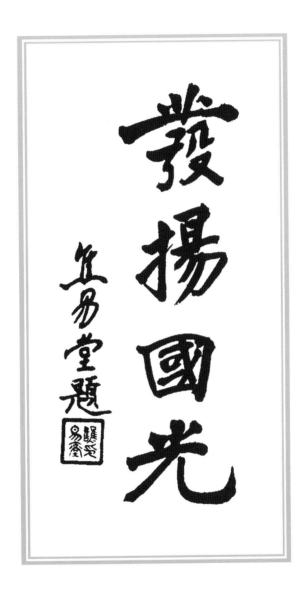

中央国医馆馆长焦易堂题字

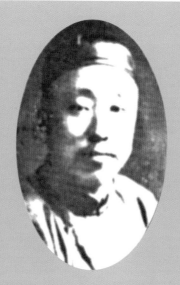

理事长 随翰英

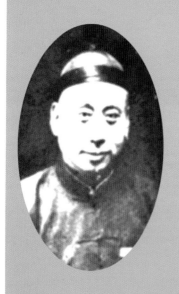

常务理事 朱子黎

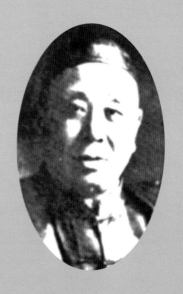

常务理事 杨伯雅

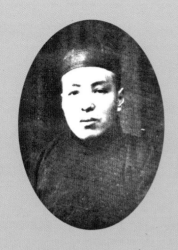

理 事 戴珩荪

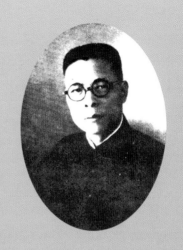

理 事 包农辅

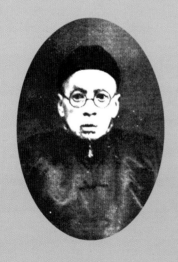

监 事 徐近仁

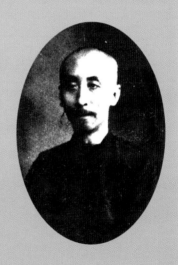

监 事 张简斋

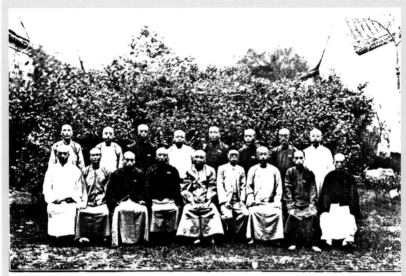

南京市國醫公會第一屆全體理事攝影　民國二十九年九月

南京市国医公会第一届理事会合影

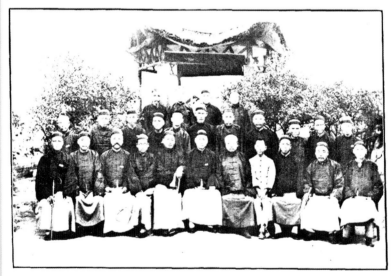

南京市國醫公會下關事務所第一屆職員攝影

南京市国医公会下关事务所第一届职员合影

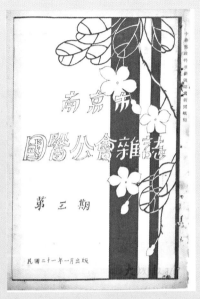

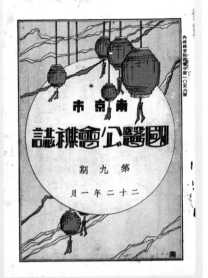

南京市国医公会杂志书影之一　　南京市国医公会杂志书影之二

現代國醫之關鍵

章啓民

南京市國醫公會雜誌

一般人心理、以爲國醫決不能留存於科學維新的國家、故前五十年日本明治維新時代、一閒漢法醫學、(國醫)創抱嫌欲觀念、由緣獻而加以擯斥之傾向、多方швы及其價值、尤至有延請漢法醫學者、予以法律上謂念看守等之簃成、對於其理論的根據及其價值、尤不欲一顧也、惟此被憎惡之漢法醫學、反潛生滋長其間、所博得社會人士之信仰的地位、仍不亞於昔命科學醫學之德醫、且現在其一投足、一舉手一投足、皆刺激本國醫者和他國醫者之鄕經、向之對於漢法醫學嫌惡之人、己不復囘頭之矣、反觀昔國過去及現在的事實、亦可推想於將來、概自民國十八年春、中央衛生會議、竟有

言論

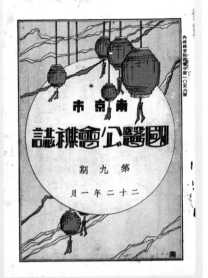

南京市国医公会杂志书影之三　　南京市国医公会杂志书影之四

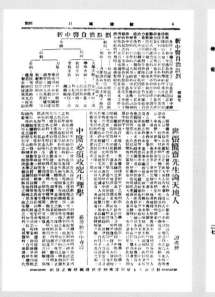

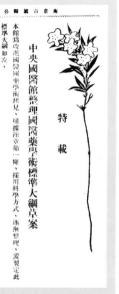

南京市国医公会杂志书影之五　　南京市国医公会杂志书影之六

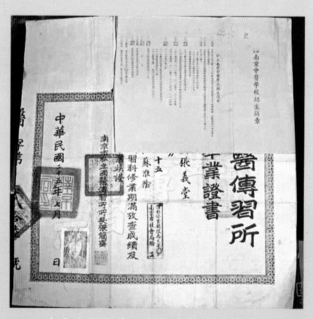

南京市国医传习所招生简章及毕业证

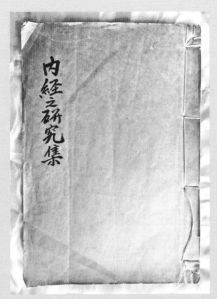

《内经之研究》书影之一

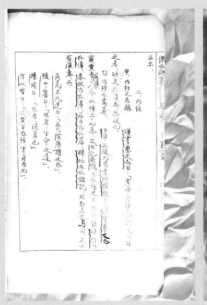

《内经之研究》书影之二

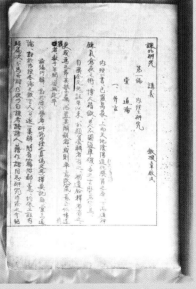

《内经之研究》书影之三

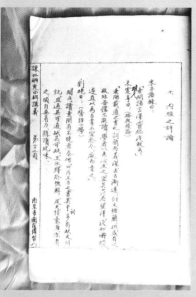

《内经之研究》书影之四   《内经之研究》书影之五

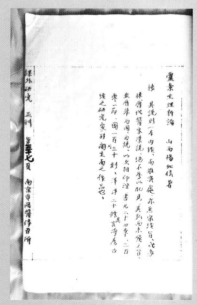

《内经之研究》书影之六

大医精诚万世师表

《南京国医传习所中医讲义丛书》

总　序

　　1929 年"废止中医"的提案出笼，促使南京中医界以张简斋、郭受天、张栋梁、随翰英、杨伯雅等人，不顾个人劳苦迅速联络各地中医界人士，积极捐款资助，终于 1933 年筹办了"私立南京国医传习所"（地址：南京门东长生祠一号），为普及中医理论、提高行医水平做出了极大的贡献。

　　自民国三十年初，鉴于中医界萎靡不振之现象，南京国医传习所所长张简斋先生带领国医传习所各科老师统编各科讲义统一教材共 15 种（《解剖生理学正科讲义》、《病理学正科讲义》、《卫生学正科讲义》、《诊断学正科讲义》、《内科学急性传染病篇讲义》、《金匮要略讲义》、《温病学讲义》、《方剂学讲义》、《中国药物学》、《妇科讲义》、《儿科学讲义》、《外科学讲义》、《中国医学史正科讲义》、《内经之研究》、《难经之研究》），确定中医学理论以"太极为第一要义"的科学自然观，提倡"中医科学本位化"，并强调对中医教材编纂标准："中医学术中，如五行生克，五运六气，司天在泉，河图洛书，太极八卦等说，在中国医学上，占有相当地位，惟非初学所能领悟，拟就各家主张，另行专门研究"。这一举措有效地在中医存废抗争中保护了中医，也改变了传统中医一对一的传承方式。

张简斋所长诊务甚忙，但还常到所中兼任"时症"课主教习，教务主任郭受天是南京有名的中医理论家，兼授中医基础课程。同时又在各地聘任教员，都是全国名医与知名学者，如章启民、汪绍生、李克蕙等，以及儿科名医随翰英，妇科名医朱梓清、杨伯雅，外科圣手张栋梁，中西贯通的冯瑞生等，还延聘了梅贻琳等多位知名西医及理化教员在该所兼任教习。南京国医传习所是一所既读中医传统经籍又学习西医知识的中西医结合的中医院校，亦为当时民国首创，所以广受关注。当时有两班，每班各有学生五十余人。一班是五年制本科班，另一班是半日制的在职中医补习班，上课时间约一年。据史料介绍，在国医传习所，无论是哪个班，在授完理论课的后一年或半年，都要到授课的名中医的私人诊所临床实习一年或半年，经考核及格后方予毕业。

1937 年，因日寇侵华，学校被迫停学，至 1946 年复办。对于该校情况及中医讲义，中医界知之甚少。此次陈用崇先生寄来《南京国医传习所中医讲义丛书》（下称《丛书》）书稿，我阅读后知郭受天、金少陵、章启民都是民国中医名家教授，学术思想融贯古今，汇通中西，于民国中医做出巨大贡献。讲义以中医理论为主体，结合近代西医常识及临床实践经验汇总而成。他们亲笔撰著，详细审阅定稿，加之陈用崇先生详细查阅民国各种医书反复推敲考证校对而成，使本丛书与同类书籍相比，质量要高一筹。此套丛书出版后，在中医理论、病理诊断方面均有益于中医各界人士学习。我想此书一经问世，必将不胫而走，蜚声中外，爰乐为之序。

于　铁

2013.10.11 于大连大学附属中山医院

序　言

　　《内经之研究》是民国时期国医传习所的教材之一，由著名中医学家章启民教授编著。

　　讲义共分两部分。

　　通论内容涉及《内经》的版本、目录、作者、训诂、评论、真伪等诸多内容。

　　分论选取各家注释《内经》之精华，对各篇之篇名、主要内容、个别疑难字句进行阐释，间或有章教授的个人见解。

　　讲义内容以考据见长，如通论中对《内经》篇卷的考证，就引用张仲景、皇甫谧、王冰、王应麟、林亿、《宋史·艺文志》、明《艺文志》等多种说法。并将"全元起本卷目"作为附录以备考察。分论也是这样，如《阴阳别论篇》的题解出自马莳《黄帝内经素问注证发微》："此即承前篇人有阴阳，合于天地之阴阳之意，而复论阴阳之分别，以知死生，故曰阴阳别论也"。主要内容的阐释取自高士宗《素问直解》："阴中有阳，阳中有阴，阴阳之常也。无胃脘之阳，见真藏之阴，则为别阴。无柔和之阴，见结搏之阳，则为别阳。别阴别阳，非阴阳之常，乃阴阳之别也。常则和，别则病，常则顺，别则死"等等。通论中还以较大篇幅转载恽铁樵《群经见智录》有关内容，以反击余云岫对《内经》的攻击和污蔑。

美中不足的是，通论中的这些阐释并没有注明原始出处，所以我们不好判断何者为前人言，何者为章教授语。

另外，讲义虽为《内经之研究》，但分论只有《素问》内容而缺乏《灵枢》部分，不能不说也是一个缺憾。

然瑕不掩瑜，《内经之研究》仍不失为一部从宏观角度研究《内经》的"《素问》集注"。是一部学习和研究《内经》的重要参考书。书名《内经之研究》名副其实，应该成为中医本科生或者研究生选修教材，也可以作为有志于《内经》的研究者提高之用。

值得一提的是，这么一部专业性极强的学术著作的出版，竟然是由一名中医爱好者整理完成。在此由衷地向自喻为"勉图蚊复"的陈用崇先生致谢，感谢他为传承中医药学术所做的努力。

王树文　于河北赞皇

2013 年 7 月 22 日

整理说明

　　章启民（1902—1977）字宗屏，安徽省庐江县城关镇人。曾任南京国民政府中央国医馆理事兼总干事，兼在南京国医传习所任教。1948 年去台湾，任台中医药学院教授。著有《儿科学讲义》《方剂学讲义》《内经之研究》《难经之研究》《中国医学概论》等书。1929 年"三·一七"国医运动后，先生在宁（南京）热烈响应，在《南京中医杂志》等刊物上发文抨击伪当局及汪精卫企图扼杀中医事业之阴谋，亲自撰写"现代国医之关键"等文章，从反对废止中医药到建立南京国医传习所办学，由废止而变为保护。全国上下皆感觉现代国医甚为需要，将来必有大放光明之日！

　　先生热爱中医事业，认为现代国医之关键："一、国医之宗旨：治国救民的社会政策。二、研究国医之原因：发扬国粹根本救国。三、研究国医之方法：主张以阐扬历代哲学医学之理论，及其方式为之证明，总以兼治中外学问为归；研究国医根底之学，首先在明阴阳五行性理，脉候脏腑经络，以及人身之全体……；其次当明药性性味归经，如病在某经，常用某经之药，或旁达他经，或他经干犯本经，当详加审慎，此研究国医药之途径也。综上观之，国医复兴有成功之希望，思及将来其改进步骤的方法，则已不复受人蔑视或非难矣。吾人观察此种情形，感觉现代国医之关键所得结果，以其正大言，如黄钟大吕之音，清庙明堂之器，以其需要言，如车之有轮，舟之有舵也"。

一代中医名师，对祖国医学和台湾地区中医事业的发展，作出了杰出的贡献，他遗留下来的医著以及学术经验在海内外各地继续发扬光大，这是中医界的骄傲，今日重温章老先生著作和学习他治学修身的精神，无不裨益。

《内经之研究》是（民国南京市国医传习所正科讲义系列之一），由于此书是油印本印数少又经历民国至今约八十年，其中脱误错简，漏页手写等问题，又无它本校对，给整理者增加了很多疑难，部分漏页题目内容缺，余仿历代先师文义试补之（二九，三十，六十一页）详见书中标目下。

本书共一编分为二论：一为通论，二为分论。

一、通论一弁言。二《内经》。三《素问》。四《灵枢》。五《内经》与《素问》《灵枢》。六《内经》之作者。七《内经》之篇卷。八《内经》之真伪考辨。九《内经》之平议。十《内经》之评论。十一《内经》之学说。十二历代《内经》之研究（二九，三十两页缺晋、隋二代试补）。

二、分论为素问二十四卷八十一篇。为各篇目内容提要另附释经文（缺六十一页，刺要论至刺志论四篇已补）。

此次整理《内经之研究》，以本人收藏的《内经课外研究正科讲义》油印本进行点校注释，具体处理方式如下：

（1）重新编排目录，使正文内的标题与书前的目录统一。

（2）遵行中医古籍校注通则的要求，对全书加以标点。考虑原书从未出版，对书中如有错误字考证后，直接改正不另说明。

（3）繁体字改为规范的简体字。如"藏府"改作"脏腑"但对原'经文'不做改动，"澀"改作"涩"，"鞕"改作"硬"，"乾"改作"干"。异体字俗字亦改为通行字。如"襍"改作"杂"。"藉"改作"借"。"急"改作"即"。

（4）底本中以方位词"左"一律改为"下"，不另作说明。

（5）《内经课外研究正科讲义》繁体竖排油印本，书内分"正文""经文""按""注"或（1）形式，排列分"正文"，"经文""按""注"，在"正文"下标出"按"二字，以清眉目。如对正文有疑问或补充加本人按语"陈按"二字，以清眉目。

本书以民国南京市国医传习所课外研究讲义之一

《内经之研究集》为底本（本次整理出版更名为《内经之研究》），以龙伯坚《黄帝内经概论》、王琦等《素问今释》、日本丹波元简《素问识素问绍识》、程士德《素问注释汇粹》、多纪元胤《医籍考》、胡天雄《素问补识》、河北医学院《灵枢经校释》、杨上善《黄帝内经太素》等为参考书。

余自赋闲在家即整理此书，幸蒙学苑出版社中医室陈辉主任之建议，重新再校对整理出版，不至其书在我手中湮没，而愧对先人，内心深感不安。经数月潜心重读校对并加新式标点，及补漏按语，三万余言的遗稿，整理完毕。可了中医先辈心愿，愿此系列中医讲义出版是对民国中医人的一个纪念！再现他们学问的渊博，让我们溯本求源承上启下传承中医再现中医的辉煌。

整理者陈用崇

2013.06.18 于福建永安红头山书房

目　　录

《内经》之研究

壹 通 论

一、弁言

《内经》一书，包罗万象，上而天地阴阳造化发育之原，下而保神炼气愈疾之术，博大精微，莫不园适准确，世之言医者宗焉。

自梁全元起注本以来，分类纂辑者有之，补遗铨释者有之，更或为之节其繁芜，而置其阙疑者，或则率意改窜，甚至任情移徙者，数千年间，漫无定本。

兹编所辑，对于历代学者，研究《内经》之真伪文字，择要记录，汇为通论，对于《内经》各论之微言大旨，逐一集解，间有窃附鄙意，均依王注《内经》篇次，分为各论，乃欲以自课者语诸人，藉作诸同志研究《内经》之介绍云尔。

岐黄之术自有传承

二、《内经》

甲、《内经》之名称

《汉书·艺文志》曰:《黄帝内经》十八卷,是《内经》之名,昉见于《汉志》无疑也。

乙、《内经》之意义

日本丹波元简《素问解题》曰:《汉书·艺文志》载《黄帝内经》十八卷,《外经》三十七卷。及《白氏》(即白氏内外经)《扁鹊内外经》之目。内外,犹《韩诗内外传》,《春秋内外传》,《庄子内外篇》,《韩非内外储说》,相对名之焉尔,不必有深意。

而吴崑王九达曰:"五内阴阳谓之内"。

张介宾曰:"内者,生命之道"。

杨洄曰:"内者,深奥也"。

方以智曰:"岐黄曰《内经》,言身内也"。

然则,其外经者,载身外之事,其言不深奥者欤,既收诸医经中,则诸家之说,不可从也。

《经》者何?

孔安国:"训为常"。

刘熙:"释为径"。

陆德明曰:"经者,常也、法也、径也、由也"。

丁福保按:"汉时有纬书,因考经原取之于机缕。

纵曰经，横曰纬"。

荀悦《申鉴》云："五典以经之，群籍以纬之"。是也。

《礼记大全》严陵方氏云："经者，纬之对，经有一定之体，故为常。纬则错综往来，故为变"。据此言之，则丁氏主张，颇得之矣。

三、《素问》

甲、《素问》之名称

始见于汉张仲景《伤寒论·序》曰："撰用《素问》"，前此未之闻也。或曰："隋志始有《素问》之名"。

按：晋皇甫谧已云："《素问》论病精辨"。王叔和西晋人、撰《脉经》云："出《素问》、《针经》"。二人俱在隋前，此说殊不足信。

（注一）《北齐书·马嗣明传》云："博综经方《甲乙》《素问》。《北史》崔彧以《素问》《甲乙》，遂善医术"。其于史传始见此。

乙、《素问》之意义

《素问》者，林亿等以为问太素之义，是也。

《史纪殷本纪》："伊尹从汤，言素王及九主之事。《索隐》曰：素王者，太素上皇，其道质素，故曰素王"。

《列子》《乾坤凿度》並曰：太素者质之始也。[注一]

《汉书艺文志》："《黄帝太素》十二篇"。

刘向《别录》曰："言阴阳五行，以为黄帝之道，故曰太素"。素问乃为太素之问答，义可证焉。而其不言问素，而名素问者，犹屈原《天问》之类也，倒其语焉尔。

全元起曰："素者，本也。[注二]问者，黄帝问岐伯也"。方陈性情之原，五行之本，故曰素问。皆认阴阳五行为素问全书之主旨，义未大明。

赵希弁《读书后志》云："昔人谓素问，以素书黄帝之问，犹言素书也"。[注三]此又未免曲解。

《云岌七签·真仙通鉴》云："天生素女以疗人疾，帝问之作素问"。则语涉迷信，荒诞极矣。

惟吴崐、马莳、张介宾、王九达辈，皆以为平素讲求问答之义，尚为明瞭。

丁福保《新内经》亦云："素灵之名，人难卒晓，余以为素问者，黄帝与岐伯等平素问答之书也"。与吴马张王诸说相似，均颇合理，予则信之。

（注一）《管子水地篇》曰："素也者，五色之质也"。

（注二）见杨雄方言。

（注三）颜师古曰："素谓绢之精白者"。

四、《灵枢》

甲、《灵枢》之名称

发现于宋绍兴中锦官史菘云：家藏旧本《灵枢经》九卷，除已具状，经所属申明外，准使府指挥，依条申转运司，选官详定，具秘书省国子监，是此书至宋中世而始出，未经高保衡林亿等校正者，汉隋唐志皆无此名也。

《隋志》有《黄帝九灵》十二卷，李濂《医史》，引元吕复《群经古方论》，谓王冰更《九灵》之名，为《灵枢》，定名之始，或由于此。

乙、《灵枢》之意义

历代论者，大抵相同，以《新内经》所云：灵枢者，以枢为门户，合闭所繁，而灵乃至玄至神之称。足可以代表一般矣。

五、《内经》与《素问》《灵枢》

《内经》十八卷，昉见于《汉书艺文志》，而《素问》之名，出张仲景《伤寒论序》曰：《素问》《九卷》，《九卷》者，即今之《灵枢经》。

以《素问》《灵枢》之二书，为《内经》者出皇甫谧《甲乙经序》曰："按《七略艺文》，《黄帝内经》十八卷，今有《针经》九卷，《素问》九卷，合共十八卷。即《内经》也"。自此以往，历代诸家，无复异论也。而胡应麟独谓："《素问》今又称《内经》"。然《隋志》上名《素问》。盖《黄帝内外经》五十五卷，六朝亡逸。故后人缀辑，易其名耳(注一)，似亦有理，然晋去汉未远，皇甫谧之所序，或是古来相传之说，亦不可废也。

此书实医经之最古者，往圣之遗言存焉。而晋皇甫谧以下，历代医家，断为岐黄所自作，此殊不然也。

（注一）见《经籍会通》

六、《内经》之作者

《隋志》云：黄帝坐明堂之上(注一)，临观八极，考建五常，与岐伯上穷天纪，下极地理，远取诸物，近取诸身，更相问难，于是雷公之论，授业传之而《内经》作，苍周之兴，秦和述六气论，越人得其一二，演而述《难经》，仓公传其旧学，仲景撰其遗论，晋皇甫谧刺而为《甲乙》，隋杨上善纂而为《太素》，全元起始为训解，缺第七卷一通，唐宝应中，王冰得先师所藏之为注，合八十一篇，二十四卷，即今坊间所出售之《黄帝内经》也。

（注一）宋高承谓《铜人腧穴图》序曰，黄帝问岐伯，以人身之经络，穷妙乎血脉，参变乎阴阳，藏于金兰之室，洎雷公请问，乃坐于明堂以教之，明堂之名如此。

七、《内经》之篇卷

宋　王应麟之《汉书艺文志》考证，《黄帝内经》十八卷。

王冰曰："《素问》即其经九卷也，兼《灵枢》九卷，乃其数焉。虽后年移代革，而授学犹存，惧非其人，而时有所隐，故第七十一卷，师氏藏之，今之奉行为八卷耳"。

林亿曰："皇甫士安《灵枢》序云，今有《针经》九卷，《素问》九卷。《素问》《九卷》并十八卷，即《内经》也"。

《素问》第九卷，皇甫士安名曰《针经》。

第七卷亡于晋，皇甫谧《甲乙经》序曰："亦有亡失"。隋《经籍》曰："《黄帝素问》九卷，梁八卷"。又曰："《黄帝素问》八卷，全元起注"。

据林亿等说，全元起所注本，无第七十一卷，上至晋皇甫谧甘露中，已六百年。而王冰为旧藏之卷，以补七篇。按王氏所补，与素问余篇文，复然不同，其论运气，与六节藏象论七百一十八字[注一]，全然别是一家言。明缪希雍既已辨白。

林亿等以为《阴阳大论》之文，王冰取以补所亡。今考王叔和《伤寒例》，所引《阴阳大论》之文，曾无所见，宋臣之说，难以从焉。

隋以上不知其篇数几何？据宋校正之说，全氏著八卷六十八篇，取乎《刺齐论》，作《刺要论》，分于《皮部论》，作《经络论》，拔于病类论，作《著至教论》，并此四篇，及所亡刺法、本病二篇，改易篇目叙次，共二十四卷，八十一篇，此乃王冰以后之人所记而作，经注一律出于一人之手，辞理鄙陋，无足取者，林亿等既辨之。而马莳则云："不知始自何代，将此二篇，窃去私传，不入官本，斯人者其无后乎，亦何不思之甚也"！

明《艺文志》、赵简王补刊《素问遗篇》一卷，古传《素问》王冰注本中，有缺篇，简王得全本补之。按今所传赵府本，载《刺法》《本病》二篇，即是也。

但《宋史艺文志》，《黄帝素问》遗篇四卷，则卷数不同，又可疑也。

黄以周《黄帝内经》九卷集注序曰：《汉艺文志》《黄帝内经》十八卷，医家取其九卷，别为一书，名曰《素问》，其余九卷，无专名也。

汉张仲景叙伤寒，历论古医经，于《素问》外，称曰《九卷》，不标异名，存其实也。晋王叔和《脉经》，亦同。

皇甫谧叙《甲乙经》，遵仲景之意，以为《黄帝内经》十八卷，即此《九卷》及《素问》，而又以《素问》亦九卷也，无以别此经，因取其首篇之文，谓之《针经》九卷，而针经究非其名也，故其书内仍称《九卷》。

隋杨上善注《太素》亦同。

辨《灵枢》

唐王冰注《素问》，据当时有《九灵》之名称，为《灵枢》注中。又据《甲乙经叙》，于其言针道诸篇，谓之《针经》。

宋林亿作《新校正》谓："王氏指《灵枢》为《针经》"。但《灵枢》今本不全，未得尽知，不知王氏次注《素问》文，多迁移于此，《九卷》王氏虽未注，亦次之，固不同，当时《灵枢》本也。

南宋史崧作《音释》，其意欲以此《九卷》配王氏次注《素问》之数，乃分其卷为二十四，分其篇为八十一。

元至元间，并次注《素问》为一十二卷。又并史崧《灵枢》之卷，以合《素问》，于是古经之名湮。而矫之者，乃谓《灵枢》晚出书，岂通论哉。

试以《甲乙》《太素》校之，其文具在焉。或又谓《素问》义深，《九卷》义浅。夫《内经》十八卷，乃医家所集本，非出一人之手。论其义之深，《九卷》之古奥，虽《素问》不能过，其浅而可鄙者，《素问》亦何减于《九卷》。《九卷》之与《素问》，同属《内经》，《素问》通评虚实，论中有黄帝《骨度》《脉度》《筋度》之问，而无对语。王注以为俱在《灵枢》中，此文乃彼经之错简。皇甫谧谓《内经》十八卷，即此二书。亦谓信而有征。

《素问针解篇》之所解，其文出于《九卷》，《新校正》已言之。又《方盛衰论》，言合五诊，调阴阳，已在经脉，经脉即《九卷》之篇目。王注亦言之，则《素问》之文，且有出于《九卷》之后矣。《素问》宗此经，而谓此经不逮《素问》可乎。

皇甫谧叙《甲乙经》："谓《素问》论病精微，九卷是原本经脉，其经深奥，不易觉也"。其意盖曰：九卷之于《素问》，无可轩轾也，故其书刺取《九卷》，文多《素问》。

杨上善作《太素》，直合两部为一书，亦宗斯意。

结论

审是则《内经》之名，当始于汉季，而篇"卷七"窜乱于晋。别本盛行于隋唐，今惟王冰注本行世，颇有增补，其每篇下所注全元起本，第几字，虽可考见其旧次，而晋隋以上之本文，仅亦十存其五六耳。

（注一）自岐伯曰："昭乎哉问也，止可得闻乎"。《新校正》曰："全元起及《太素》并无，疑王氏所补注也"。

附：全元起本卷目

按：全元起注本，犹传于宋代，今据《新校正》所载，考其卷目次第，备录于下，庶几足窥，训解之厓

大医精诚万世师表

略，是为注《素问》之祖本。

卷一（凡七篇）

平人气象论第一

决死生篇第二（今三部九候论）

藏气法时论第三（于第二卷脉要篇末重出）

经合论第四（今离合真邪论第二卷重出名真邪）

调经论第五

四时刺逆从论第六（连六卷从春气在经脉分在第一卷）

宣明五气论第七（今血气行志篇并在此篇末）

卷二（凡十一篇）

移精变气论第八

玉版论要篇第九

诊要经终论第十

八正神明论第十一

真邪论第十二（重出）

标本病传论第十三

皮部论第十四（篇末有经络论）

气穴论第十五

气府论第十六

骨空论第十七（自灸寒热之法以下六卷刺齐篇末）

缪刺论第十八

卷三（凡六篇）

阴阳离合论第十九

岐黄之术自有传承

卷九（凡十篇）

上古天真论第六十二

四气调神大论第六十三

阴阳应象大论第六十四

五藏生成论第六十五

异法方宜论第六十六

厥论第六十七（今气厥论并此）

咳论第六十八

风论第六十九

大奇论第七十

脉解论第七十一

凡八卷七十一篇（除四时刺逆从、真邪、厥论三篇复出，则为六十八篇）。

其书久亡，其爵里亦无考。按宋臣上表，及隋杨上善纂而为《太素》，时则有全元起者，始为训解云。然据《梁南史》王僧孺传："有侍郎金（金是全误）元越（越是起误）欲注《素问》，访之砭石语"。则谓为隋人，误矣。

世传《内经训解》，题云隋全元起注，其实为王冰次注，是明代书估所作，此类颇多。

八、《内经》之真伪考辨

《内经》之作者，既在怀疑之列，而《内经》之篇卷，又人各异殊，则此书之考辨，宜乎历代学者，各持己意，真伪互见矣。

兹分别述之如次：

甲　主张黄帝与岐伯所自作的

《内经》所以被尊为医方书之祖者，其惟一之根据，谓为黄帝之书，寓简。《内经注辨序》、《乐书》、《簾曝杂记》均载之。

沈作喆《寓简目》："内经素问，黄帝之遗书也。学者不习其读，以为医之一艺耳，殊不知天地人理，皆至言妙道存焉"。

黄省曾《内经注辨序》曰："农黄以来，其法已久，考其嗣流，则周之矫之俞之卢，秦之和之缓之驹，宋之文挚，郑之扁鹊，汉之楼护阳庆仓公，皆以黄帝之书，相为祖述，其仓公诊切之验，独幸详于太史，而候名脉理，往往契符于素问，以是知素问之书，其文不必尽古，而其法则出于古也，信然矣"。[注一]

朱载堉（宋人）《乐书》云："按素难二经，乃先秦古书，三代名医互相授受，秦始皇有令，不焚医卜种树之书，由汉迄今，医流遵用，虽经历代变更，未闻有人妄加删改"。

赵翼《檐曝杂记》："三皇之书，伏羲有《易》，神农有《本草》，黄帝有《素问》。《易》以卜筮存，《本草》、《素问》，以方技存"。

（注一）见《五岳山人集》

岐黄之术自有传承

乙　主张后世依托而成者

（一）关于具体方面

邵雍（宋范阳人）（号康节）《皇极经世书》曰："《素问》、《阴符》（兵书），七国时书也"。又曰："《素问》、《密语》，于术之理，可谓玄也"。

程伊川（宋人，正叔字）曰："《素问》之书，出战国之末，气象可见，若是三皇五帝典坟，文章自别，其气运处，绝浅近"。

司马温公与范景仁书曰："谓《素问》为真黄帝之书，则恐未可。黄帝亦治天下，岂终日坐明堂，但与岐伯论医药针灸耶？此周汉之间，医者依托以取重耳"。

刘骃《内经类编序》曰："夫《内经》十八卷，《素问》外《九卷》不经见，且勿论姑以《素问》言。则程邵两夫子，皆以为战国出矣。然自《甲乙》以来，则又非战国之旧矣。自朱墨以来，则又非《甲乙》之旧矣。"

《金史方技传论》曰："或云《素问》《内经》，言天道消长，气运赢缩，假医术托岐黄以传其秘奥耳"。

胡应麟曰："医方等录，虽亦称述岐黄，然文字古奥，语致玄妙，盖秦之际，上士哲人之作，其徒欲以惊世，窃附岐黄耳"。（注一）

又曰："凡班志所无，而骤见六朝后者，往往多因战国子书残轶者补缀之，而易其名，以为真，则伪莫掩，以为伪，则真间存，尤难辨，自前辈少论及此，余不敏实窃窥之，观《素问》《灵枢》之即《内经》，则余言可概见矣。《素问》今亦称《内经》，然《隋志》止名《素问》。盖《黄帝内外经》五十五卷，六朝亡逸，故后人缀辑，而易其名耳"。（注二）

又曰："有伪作于前代，而世卒知之者，风后之握奇，岐伯之《素问》是也"。（注三）

薛雪《医经原旨序》曰："黄帝作《内经》，史册载之，而其书不传，不知何代明夫医理者，托为君臣问答之词，撰《素问》《灵枢》二经传于世，想亦闻陈言于古老，敷衍成之，虽文多败阙，实万古不磨之作，窥其立言之旨，无非窃拟壁经，故多繁辞，然不迨拜手赓扬，都俞吁咈之风，远矣。且是时，始命大挠作甲子，其干支节序占候，岂符于今日？而旨酒溺生，禹始恶之，尝其玄酒味淡，人谁嗜以为浆，以致经满络虚，肝浮胆横耶？至于十二经配十二水名，彼时未经地平天成，何以江淮河济，方隅畛域，竟与后世无歧，如此罅漏，不一而足"。

近有会稽张景岳出，有以接乎其人，而才大学博，胆志颇坚，将二书串而为一，名曰《类经》，诚所谓"别裁伪体"者欤？惜乎疑信相半，未能去华存实。余则一眼觑破，既非圣经贤传，何妨割裂？于是鸡窗灯火，数更寒暑，彻底掀翻，重为删述，望闻问切之功备矣！然不敢创新立异，名之曰《医经原旨》。

姚际恒古今伪书考曰：《汉志》《黄帝内经》十八卷，《隋志》始有《黄帝素问》《九卷》，唐王冰为之注，冰以汉志有《内经》十八卷，以《素问》九卷，《灵枢》九卷，当《内经》十八卷，实附会也。故后人于《素问》系于《灵枢》者非是，或后人得《内经》，而敷衍其说为《素问》，亦未可知。《素问》之名，人难卒晓。予按《汉书志》阴阳家，有《黄帝太素》，此必取此素字，又以与岐伯问。故曰《素问》也。其书后世宗之，以为医家之祖，然其言实多穿凿，至以为黄帝与岐伯对问，盖属荒诞，无论《隋志》所载之《素问》，即《汉志》所载《黄帝内外经》，然依托也。

刘奎《温疫类编》曰："《内经》多系后人假托，观其文章可见，即如《尚书》，断自唐虞，其文辞佶屈聱牙，非注解猝莫能醒。内经若果系黄帝时书，其文辞之古奥，又不知更当如何者，今观其笔墨，半似秦汉文字，其为后人假托不少，况乃屡经兵火，不无错简鲁鱼，势所必然。孟子于武城尚取二三策，况乃他焉者乎"。

黄以周《黄帝内经明堂叙》曰：《内经》及《素问》《九卷》，为周季医士所集，名曰黄帝，神其术也。

（注一）见《经籍通志》

（注二）见《四部正讹》

（注三）同上

（二）关于抽象方面

《医学指南》曰：余尝以《内经》之文，与秦汉时各书相似之处，汇录而参考之。

如《上古天真论》曰："美其食，任其服，乐其俗"。

《老子八十章》云："甘其食，美其服，安其居，乐其俗"。

又《上古天真论》曰："以酒为浆"。

《汉书》鲍宣传云："浆酒藿肉"。

《四气调神大论》云："渴而穿井，斗而铸锥"。

《晏子春秋》云："临难而遽铸兵，噎而遽掘井"。

《阴阳应象大论》云："因其轻而扬之，因其重而减之，因其衰而彰之"。

《吕氏春秋·尽数篇》曰："精气之来也，因轻而扬之，因老而行之，因美而良之"。

《阴阳别论》云："一阴一阳结，谓之喉痹"。

《春秋繁露》云："阴阳之动，使人足病喉痹"。

《六节藏象论》云："立端于始，表正于中，推余于终，而天度毕矣"。

文元年《左传》云："先王之正时也，履端于始，举正于中，终余其中"。

《六节藏象论》又云："草生五色，五色之变，不可胜视；草生五味，五味之美，不可胜极"。

《孙子兵势篇》云："声不过五，五声之变，不可胜听也；色不过五，五色之变，不可胜观也；味不过五，五味之变，不可胜尝也"。^(注一)

《脉要精微论》云："阴盛则梦大水恐惧，阳盛则梦大火燔灼，阴阳俱盛则梦杀毁伤。上盛则梦飞，下盛则梦坠，甚饱则梦予，甚饥则梦取"。

《列子穆王篇》云："阴气壮则梦大水而恐惧，阳气壮则梦涉大火而燔焫，阴阳俱盛则梦生杀，甚饱则梦与，甚饿则梦取"。

《气穴论》云："发蒙解惑，未足以论也"。

枚乘《七发》云："发蒙解惑，未足以言也"。

《营卫生会》云："上焦如雾，中焦如沤，下焦如渎"。

《白虎通引礼运记》云："上焦如窍，中焦如编，下焦如渎"。

《本神篇》云："生之来，谓之精，两精相搏谓之神，随神往来者谓之魂，并精而出者谓之魄。所以任物者谓之心，心有所忆谓之意，意之所存谓之志，因志而存变谓思，因思而远慕谓之虑，因虑而处物谓之智"。此节经文全见于（晋程本，名见于《孔子家语》）

子华子（见于列子），其他文势语气，类《淮南子》者颇多，不胜枚举。

历代学者，对于《内经》之真伪考辨，异同之点略如上述，贸然摭引，故不敢认其推度为确当。

此经设为黄帝岐伯之问答者，亦秦汉人所选述者，又焉能武断言之。

方今医家或牵合衍赘，以为三坟之一，或诋毁排斥以为赝伪之书者，俱失焉。

（注一）此语又见文字

九、《内经》之平议

《褚澄遗书》曰："《素问》之书，成于黄岐，运气之宗，起于《素问》，将古圣哲妄耶？曰：'尼父删经，三坟犹废；扁鹊卢出，卢医遂多，尚有黄岐之医籍乎？后书之托名于圣哲也'。曰：'然则诸书不足信耶'？曰：'由汉而上，有说无方，由汉而下，有方无说，说不乖理，方不违义，虽出后学，亦是良师'。"

王祎《青岩丛说》云："《内经》谓为黄帝之书，虽先秦之士依仿而托之，其言质奥，而义弘深，实医家之宗旨，殆犹吾儒之六经乎"。

王炎曰：《新安文献志》"夫素问乃先秦古言，虽未必皆黄帝岐伯之言，然秦火之前，春秋战国之际，有如和缓秦越人辈，虽甚精于医，其察天地阴阳五行之用，未能若是精密也，则其不尽出于黄帝岐伯，其旨亦必有所从受云"。

陈振孙《书录解题》曰："黄帝与岐伯问答，三坟之书无传，此固出于后世依托，要是医书之祖也"。

宋濂《文集》："《黄帝内经》，虽疑先秦之士依仿而托之，其言深，其旨遂以弘，其考辨信而有证，是当为医家之宗"。

吕复《李濂医史》曰："《内经素问》，世称黄帝岐

岐黄之术自有传承

伯问答之书，及观其旨意，殆非一日之言，其所撰述，亦非一人之手"。

刘向指为"韩诸公子所著"。

程子谓："出于战国之末，而大略如礼记之萃于汉儒，而与孔子子思之言并传也"。

顾从德宋版《素问序》曰："今世所传《内经素问》，即黄帝之脉书，广衍于秦越人，阳庆淳于意诸长老，其文遂似汉人语，而其旨意所未远矣"。

郎瑛《七修类稿》曰："《素问》文非上古，人得知之，以为全元起所著，犹非隋唐文也。惟司马迁刘向近之，又无此等义语"。

宋聂吉甫云："既非三代以前文，又非东都以后语，断然以为淮南王之作"。

予意《鸿烈解中内篇》文意，实似之矣。但淮南好名之士，即欲籍岐黄以成名，特不可曰："述也乎"。

或医卜未焚，当时必有岐黄问答之书，安得文以成之耳。

不然阴阳五行之理学，思固得人身百骸之微，非圣不知，何其致疾之由，死生之故，明然纤悉。

且《淮南》七十二侯，与《素问》注，皆多芍药荣五物，改麦秋至为小暑至，较吕氏春秋不同，则王冰当时亦知《素问》出淮南也。

岐黄之文，至于首篇，曰上古中古，而曰今世，则黄帝时果末世耶？又曰："以酒为浆，以妄为常"。则仪狄是生其前，而彼时人已皆伪耶？

《精微论》中："罗裹雄黄"。

《禁服篇》中："歃血而受"。

则罗与歃血，岂当时事耶？予故以为岐黄问答，而淮南子文成之者耳。

方以智《通雅》曰："守其业而浸广之，灵枢素问也。皆周末笔"。

祝文彦《庆符堂集》曰："《内经素问》，后人传以为岐黄之书也，其论脉法病症，未必不有合于圣人之意，词意古朴，未必不有得于古人之遗"。

然自余观之，确乎为秦以后书，而非尽黄帝岐伯之言也。

当时和扁诸神医，必有传于岐黄真谛，而后能彰起回生之术，则岐黄之微言，宜有一二存于后世者，而成附会之，以成是书，实非岐黄所著也。

或者曰："《内经》所云，黔首，盖秦时语也"。

曰：不但此也。五帝皆至圣，而孔子删书始唐虞，以唐虞前无书史，而至唐虞乃始也。唐虞书不过数百言耳，而黄帝书乃至千万言乎。且前民利用之事，皆五帝以前圣人所为，何他事独无书文可考，而独治病之书，详而尽如是耶？

又《内经》一书，文气坚峭，如先秦诸子，而言理赅博，绝似管荀，造词质奥，又类鬼谷，非秦书而何。

或又曰："人有此等学问，曷不自著姓名，而假托古人耶"？

曰："如《汲冢》《越绝》等书，此人只求其书之传，不必名之著，犹前人质朴之意也。若今世人无所见，便妄自居于作者之林矣"。

方孝孺《逊志斋集》曰："世之伪书众矣。如《内经》称黄帝，汲冢书称周，皆出于战国秦汉之人，故其书虽伪，而其文近古，有可取者"。

周木《素问纠略序》曰："素问之书，虽不实出于黄岐之世，要亦去先王未远，时人祖述黄岐遗意而作者也"。

词古义精，理微事著，保天和于未病，续人命于既危，彝伦益敦，王化滋盛，实医家之宗祖，犹吾儒之有五经也。故曰："医人不读素问，犹士人不治本经"。其以是欤。

十、《内经》之平论

《朱子语录》曰："素问语言深，灵枢浅较易"。

朱震享《格致余论》曰："素问载道之书也，词简而义深，去古渐远，衍文错简，仍或有之。故非吾儒不能读，学者以易心求之，宜其茫若望洋，淡如嚼蜡，遂直以为古书不宜于今，厌而弃之"。

刘纯《医经小学》曰："问云：'读素问有不晓者奈何'？曰：'乃上古之书，中间多有缺文舛讹，且通其可通，缺其可缺，王冰释于强解，及失经意者，亦有之，须自要着力，熟读玩味'"。

周礼《医圣阶梯》曰："医家之《素问》，即儒者之六经，其词隐，其旨深，非资禀上智，功极研究者，不能窥其影响。况以中人之资，粗知医药，即动则以黄帝岐伯为言，其不至于戕人之生者，几何哉。仲景、东垣、河间、丹溪，是皆秉上智之资，致研究之功，而能读其书，以悟之者也"。

《四库全书简明目录》曰："《黄帝素问》原本残缺，王冰采《阴阳大论》补之，其书云出于上古，固未必然，然亦必周秦间人，传述旧闻，著之竹帛，故通贯三才，包括万变，虽张李刘朱诸人，终身赞仰，竟无罄其蕴奥焉"。

王履《溯洄集》："运气七篇，与《素问》诸篇，自是两书，王冰以参入《素问》中，本非《素问》原文也"。

黄仲理曰："运气之说，仲景三百九十七法，无一言及之者，非略之也，盖有所不取也"。

魏荔彤《伤寒本义序》曰："轩岐之书，类春秋战国人所为，而托于上古，文顺义泽，篇章联贯读之严如礼经也"。

何梦谣《医碥》曰："昔人谓《内经》非岐黄书，乃后人之假托，要未必出一手，故有醇有疵，分别观之可耳"。

桑悦《素问抄序》曰："《素问》乃先秦战国之书，非黄岐手笔，其称上古中古，亦一佐证，玩其词意，汪洋浩瀚，无所不包"。

其论五藏四时收受之法，吕不韦著《月令》似之。

其论五气郁散之异，董仲舒郭景纯《叙五行灾异》祖之。

其论五藏梦虚所见之类，《楞严经》说地狱仿之。

论运气，则可为历家之准则。

论调摄，则可为养生者之龟鉴，扩而充之，可以调和三光，燮理阴阳，而相君之能事毕矣，又岂特医而已耶。

十一、《内经》之学说

《内经》深邃，人人得而知之。信如吕复曰："观其旨意，殆非一日之言，其所撰述，亦非一人之手"。而欲统会其学说，实难矣。

启民不敏，未便率尔操觚，兹姑就近人对于《灵素商兑》处，即假定《内经》学说之所在，而作本文之中心，悉照原篇录之于后，固不敢置喙其间也。

恽铁樵《群经见智录》曰：余君云岫，以西医著《灵素商兑》，其《内经》之知识，较之寻常中医，不止倍蓰，诚豪杰之士也。晚近中医，本为最衰落时代，不知《内经》为何物者，几乎百人而九十九。夫治一种科学，必兼具他种科学之常识而后可，西人治学如此，中人治学亦如此。故《千金方论》大医习业，不可不深明天人之理。凡五经子史经天文易学，皆医生所当有事，若《灵枢》《素问》《甲乙》《针经》《伤寒》《金匮》，尤为医生所必知，固不待言，乃自我生之初，至于今日，举国视《灵枢》《素问》为绝学，无有一人能言其理者，当不佞二十许时，读《内经》《气穴论》《气府论》诸篇，辄为之头脑作胀，不但畏其繁，且不信万有不齐之经络，可以整齐划一为之说也，询之老于医者，辄摇头谢不知，嗣见业医者类奉叶天士《医案》《温病条辨》为枕中鸿秘，勉强读之，其不可解等于《内经》，后遂弃去；至戊戌而后，校中文课，偶涉五行，为教师所呵叱，从此绝口不言医，且耻言曾治中医，吾知国人与我同有此阅历者，当有数千人也。西学东渐而后为西医者类勇猛精进，为中医者类故步自封，即有好学之士，亦不知从何处着手，则废然思返，或弃本业而入学校，或讲酬应而图诡遇，此中情形，本书无缕述之必要。总之吾国医学，自古迄今未有根本解决之著作，所以然之故，我国人多崇古之习惯，少独行之魄力。《灵素商兑》应时势而产生，本篇则应有之反应也。

　　自一孔之见言之，《灵素商兑》所言者，未能抓著痒处，即《商兑》亦有可商之处，兹为避繁就简计，仅摘录《商兑》中数句，及其中坚之一节，虽摘录，非有所趋避，吾欲说明《灵素商兑》无损于《内经》，亦非于《商兑》加以诋毁，至于余君云岫，与不佞在商务书馆同事数年，虽无交情，亦无恶感，今兹所为，尤非对人问题，此则所当声明者也。

　　《灵素商兑》论阴阳五行云："通观《灵》《素》全

书，其为推论之根据，演绎之纲领者，皆以阴阳五行为主，故阴阳五行之说破，而《灵》《素》全书几无尺寸完肤。岂惟灵素，岂惟医学，凡吾国一切学术皆蒙阴阳五行之毒，一切迷信拘牵，皆受阴阳五行之弊，邪说之宜摈也久矣"。

循绎此节，无甚意义，不过深恶痛阴阳五行，致连及一切，迷信拘牵，则所包者广，其语亦不为过，且看他下文如何说："又云，自古文化未开，人民崇信鬼神，故治天下者神道设教，欧西医术出于僧侣，中夏医术出于阴阳家，环球一辙，为人类学术发生之公路，由之而莫能离也。《素问》云：古者治病，可祝由而已。……古者医字从巫，此皆古代医出于阴阳家之佐证。……《灵》《素》之渊源，实本巫祝，宜其笃守阴阳之说，而不悟也"。

此节言阴阳家为古代之巫，《素问》所从出，故《素问》不可为训，然引《素问》："古者治病，可祝由而已"一句，实与事实相反。

又云：夫所谓阴阳者，犹物之有表里动静，动植男女之有雌雄，磁电之有反正，化学有酸碱，凡物性相反者，皆得名之。其用止此，非有神妙不测之玄机，自阴阳家言之，遂为不可思议之种子。素问应象大论："阴阳者，天地之道也，万物之纲纪，变化之父母，生杀之本始，神明之府，治病必求其本"。是彼所谓阴阳者，神秘不可思议，为造物之玄宰。……彼空气者，扩布于地面，属之阳乎阴乎，空气近地者浓，远地者薄，将谓薄者为阳，浓者为阴乎，藉曰是也。则如酸素盐素之类，属之阳乎阴乎，此可知阴阳之说，与其纲纪万物之法，至谬误疏漏，不足为学术精审之根基也明矣。

上节言阴阳不过为表里、雌雄、酸碱，凡物性相反者是，自阴阳家言之，遂神秘不可思议，为造物之主宰，又纲纪万物之法无标准，谬误疏陋不可为训。

"其五藏六府节云，素问五藏有定义焉。'所谓五藏者，藏精气而不泻也，故满而不实。六府者，传化而不藏，故实而不满'。此其谬误，凡知生理解剖者，皆能晓然，今请逐条驳之，肝者，乃为胆汁尿酸糖质之制造所也，又有消灭门脉血液毒力之用，细检其结构，有胆汁细管，发自肝细胞，而开口于胆管，所以输送胆质于胆囊，更由是而泄之于肠也。藏乎泄乎，彼不知医化学之作用，又徒以肉眼检查，其解剖不能得肝胆联络之路，有胆汁细管，遂意其藏而不泻，在古人科学未明，器械未精，无足深怪。至于今日而又墨守旧说，而抵敬之曰：是《灵枢》《素问》之言也，非精粗细密是之莫辨，妄人而已矣。（余脏从略）……"

上节以西国解剖学，以证《内经》之非，此为《灵素商兑》之中坚，余所录者，虽简之又简，《灵素商兑》全书之旨趣，已无遗漏，则请申说不佞一孔之见，殊不自知其当焉否也。

上所录者共四节，其第一节毫无故实，谓阴阳五行为邪说，久宜在摈斥之列。第二节谓《内经》渊源于巫祝，故笃守阴阳五行诸邪说，此却不可不辨，邪者对于正而言，苟无正则其邪者，且不见为邪，是故欺人敛钱者为邪，有根据，有理论，有效果，志在利济者为正，若云中医比较，中医为邪，则正如五十步之于百步，下文详之。祝由，《内经》无之，《内经·移精变气篇》："黄帝问：古之治病，惟其移精变气，可祝由而矣。今世治病，毒药治其内，针石治其外，或愈或不愈，何也？"。

此意本在讨论毒药针石，非讨论祝由，甚为明显。医出于巫，其说诚然，然亦不足为病，《内经》固为纯粹的科学，不言祝由；即祝由亦未便是邪。古之祝由，初非现在之辰州符治病，大约《尚书金縢》一篇，是其真相。在今日学理可以比似者，为心灵学；梁任公《新大陆游记》中，教士治病一则，亦是此类。即现在愚夫愚妇，求仙方有效者，亦是此类。天下事固有乍视之全不中理，而有精理，可供研究，未许一笔抹煞者。

第三节阴阳为表里动静男女雌雄是也。云自阴阳家言之，遂为不可思议之种子，为造物之主宰，其意若曰，阴阳遂为迷信之癥结，此须分别言之术数之学，预言休咎，诚可谓阴阳为不可思议之种子。

《内经》则不然，自古言天者，其一为有意之天，天能视能听，有大权，能作威福。儒教有此天，耶教释教均有此天，所谓神道设教，可以命之曰宗教家之天。第二曰无意识之天，可以测算，可以研究。天行祸患，可以人力胜之。中西算学家、天文家，均是此天，可以命之曰科学家之天。

《内经》所谓万物之纲纪，变化之父母，乃属后一种的，试观全书用时序说天，用五行六气甲子说天，用星辰法度音律说天，皆可以谋抵制天行之酷虐，全书无一语涉及迷信祸福，为纯粹的科学之天，此甚显明。凡读《内经》者皆能知之，而余君必以为神道设教何也，至云"万物之钢纪，变化之父母"，此不为误。盖言生理之神秘也。地球有昼夜寒暑，然后有生物；无昼夜寒暑，即决无生物。阴阳者，质言之昼夜寒暑耳。然则阴阳不为万物之纲纪，何者为万物之纲纪？阴阳不为变化之父母，何者为变化之父母？至于生理，确有神秘，今日中西医皆立于同等地位，皆未能看破此神秘也。例如素问云'风生木'，《灵素商兑》先驳之曰"木之生也由种子，种之生由胎孕，孕之成也。由雌雄蕊之交，雌雄蕊之相近者，自为交接，其隔远者或因蝶蜂或因鸟或因风者，不过媒介中之一种，焉得以生木之功全归之"。

《内经》风生木，原不如此解说，风是六气之一，木是五行之一，皆以配以四时之春，故云，前文已言之，今《商兑》有此语，可即借以证明生理神秘，有不易勘破者。今试设问曰：雌雄蕊交何以能生木？则必曰：譬之动物之结胎，由于媾合，精虫与卵珠相合而成胎。问精虫之组织若何？卵珠之组织若何？二者化合而成胎，能否用人工制造精虫卵珠，且不由媾合而成胎，藉曰不能，何以故，余虽不明化学，可以断言西医当谢不敏也。然则西医言生理，至之精虫卵珠而止，犹之余之太极观，至太极而止，二五一十，让一步说，亦不过五十步百步之别。如言西国医化学进步，《内经》粗疏，如阴阳无一定标准，为谬误疏漏，不足为精审学术之基础，此亦不然。

《内经》之阴阳，其妙处正在活变，死煞句下，无有是处。此颇不易说明，中国学术皆有此种境界，譬之文字，西国有文法，有修辞学，中国无之，且习中文者，不以程序，西文则由浅入深，然中文固自成一种文字，亦自有其法度，自其浅视者观之，亦何尝不缪误疏漏。《内经》之阴阳，固与文字蹊径不同，但初起疏节阔目，入后法度森严，正复与文字相似也。至于五脏以西国解剖学为言，何尝不是，然自我视之，《内经》壁叠峻整，初不因此摇动其基础。

盖《内经》之五藏，非解剖的五脏，乃气化的五藏。例如病者口味咸属肾，口味苦属之心，口味甘属之脾之类。又如面色赤为火属之心，黑为水属之肾之类。其言病症，如心热病者，先不乐，数日乃热，热争则卒心痛、烦闷、善呕、头痛、面赤、无汗，此具为病，亦非心脏解剖而知之病，乃从四时五行推断而得之病。故下文云：壬癸甚，丙丁大汗，气逆则壬癸死。此是推断死期，亦非解剖的心脏，与干支之壬癸，与丙丁有何关系，乃气化的心藏与壬癸丙丁生之关系也。

故《内经》之所谓心病，非即西医所谓心病。西医之良者能愈重病，中医治《内经》而精者亦能愈重病，则殊途同归也。如云治医学不讲解剖即属荒谬，然吾即效《商兑》口吻，谓治医学不讲四时寒暑，阴阳胜复之理即属荒谬，亦未见《商兑》之说独是而吾说独非。

十二、历代之《内经》研究（原本缺标题目今补）

甲　梁代之《内经》研究

1. 梁代全元起《素问全元起注》

最早注释《内经》的是梁代全元起《黄帝内经》八卷后称《素问训解》。这一注本保存了刘向编校的原样，宋朝以后便散失，但高保衡、林亿等校勘王冰注本《素问》时写有《新校正》中还可以见到全注本分卷分篇的原样。

陈按：（原缺今试补如上）

2. 隋唐代杨上善《黄帝内经太素》

《太素》是《素问》、《灵枢》合刊本，是分类编写的。共分十九类，三十卷。本书早已亡佚，现行本是日本珍藏的仁安三年的抄本。清代光绪年间杨惺吾从日本影抄回国，经肖延平于 1924 年校注刊印。其缺七卷（一、四、七、十六、十八、二十、二十一），二十二不全，其他各卷尚有部分残缺。一九七九年十一月王雪苔赴日考察时又发现了所缺的十六、二十一、二十二共三卷，携带回国，内部影印。（现缺第五卷）

其著作特点有四：

（1）按内容不同性质分类极其详细，纲目下又分条目并对原文加以注释增强原文内容的系统性和完整性，有利于学者理解和掌握。

（2）在医理针灸诊断等阐述精细并有发挥。（以摄生为始，继为阴阳、藏府、输穴、营卫气、身度、诊候、设方、九针、伤寒、杂病等，其意取法甲乙经而无破碎糅杂之弊，复合为一书）。

（3）此书在校对方面作出重要贡献（素问新校正所引太素多至百六十余条甲乙脉经外台医心方诸书共引约六十条）。

（4）杨氏治学严谨精于训诂，注释经文重考据，将释音、释词、释义、释形结合起来，对于训诂和反切的研究作出了积极的贡献。

陈按：（原缺今试补如上）

乙　唐代之《内经》研究

宋艺文志云："《素问释音》（一作言）一卷，杨玄操撰"。

南昌府志云："《素问笺释》二卷，沈宝善嘉言撰"。

以上二书，均不知何时散佚，无以推度其内容。而新唐艺文志所云："黄帝素问二十四卷，释文一卷王冰注"。今虽尚存，亦非当年原书也。

论者：则谓王氏率意窜改原文，不存本字，任臆迻徙，不顾经趣，如痹论一篇，首言风寒湿杂至为痹，次言五痹不已者，为重感寒湿，以益内痹，……王氏于重感寒湿句，忘增风字，下又窜入阴阳别论一段，以致风气易已句，文义不属，经旨全晦。

王氏好言五运六气，又本阴阳大论于素问书中，此亦其体例之不善也。

丙　宋代之《内经》研究

宋艺文志云：《补注素问》二十四卷，宋林亿补注（今存）。

王应麟玉海云："天圣校定《内经素问》，天圣四年十一月十二日乙酉，命集贤校理晁宗悫王举正，校定《内经素问》。景祐二年七月庚子，命丁度等校正《素问》。嘉祐二年八月辛酉，置校正医书局于编修院，命掌禹锡等五人，从韩琦之言也，孙兆重改误，此即林亿所增广补注者也"。

《内经》入宋，经林亿等所研究虽无特殊之阐发，而发现王冰之所补，犹有未尽，乃有素问亡篇之说，其雠校之功，后世不能忘，均认之为新校正云。

嗣后若骆龙吉之《内经拾遗方论》，凡六十二条。

刘温舒之《素问入式运气论奥》三卷，遂以刺法论本病论两篇，附刊王氏之本，称为素问遗篇，流传至今，其于素问何不为无功也。

丁　金代之《内经》研究

《素问玄机原病式》一卷，河间刘完素撰。

按：因素问至真要大论，详言五运六气盛衰胜复之理，而以病机一十九条附于篇末，于十九条中采一百七十六字，演为二百七十七字以为纲领，而反复辨论以申之。凡二万余言，大旨多主于火，张介宾作景岳全书，攻之最力，然参桂误用，亦可杀人。伤寒论有曰：桂枝下咽，阳盛乃毙，承气入胃，阴盛以亡，药以审证为主，固未可执一而论也。

《宣明论方》十五卷，金刘完素撰。

按：皆对病处方之法，分六十一证，共一十七门，皆采用《内经》诸篇，每证名有主治之方，每门各有总论，亦发明运气之理，兼及诸家分论，于轩岐奥旨，实多阐发，而多用凉剂，偏主其说者不无流弊，在善用者消息之耳。然而开创《内经》分科专攻之门径，其功未可论也。

《病机气宜保命集》三卷，金张元素撰。

按：凡分三十二门，首原道、原脉、摄生、阴阳、诸论，于《内经》精蕴，阐发极为深刻，足以自成一家言，原不必依托完素以为重也。

戊　元代之《内经》研究

《内经类篇》，罗天益谦甫撰。

按：刘因静修集载其序曰："东垣李明之，得张氏之学者，镇人罗谦甫常从之学，一日过余，言先师常教余曰："夫古虽有方，而方则有所自出也，子为我分经病证而类之，则庶知方之所自出也，予自承命，凡三脱稿，而先师三毁之，研摩订定，三年而后成"云云。则此书体例，实创自东垣，而谦甫成之也，其书虽不传，然实为以《内经》分类研究之始。

《素问抄》，滑寿伯仁撰。

按：伯仁学医于京口名医王居中，王授以素问难经寿卒业，乃请益曰："素问详矣，独书多错简，愚将分藏象经度等为十二类，抄而读之……如何"。居中跃然曰："甚矣子之善学也，速为之"。寿晨夕研究，参会张仲景、刘河间、李东垣诸家精粹，合一炉而冶之。

即学针法于东平高洞阳，尽得其术。常言"人身六脉，虽皆有系属，惟督任二经，则包乎腹背，而有专穴，诸经满而溢者，此则受之，宜与十二经并论"，乃取《内经》骨空诸论，及灵枢经所述经脉，著《十四经发挥》三卷，通考隧穴六百四十有七，则又从《内经》之分类，而开研究针法之先河，惜乎，余生也晚，此书未之见也。

己 明代之《内经》研究

有明一代，可谓研究《内经》极盛之时期，据文志可考者约三四十家，或存或佚，研究者，悉心探求之可也。

兹据现存之书，必须参考者，介绍二部如下。

一、《内经知要》，二卷，李中梓撰。

按：中梓分《内经》为九类，曰道生、曰阴阳、曰色诊、曰脉诊、曰藏象、曰经络、曰治则、曰病解，依类抄撮，后附案语，亦颇简明，惟病其略，可为《内经》研究之初步耳。

二、《类经》，三十二卷、张介宾撰。

按：介宾以素问灵枢分类相从，一曰摄生、二曰阴阳、三曰藏象、四曰脉色、五曰经络、六曰标本、七曰气味、八曰论治、九曰疾病、十曰针刺、十一曰运气、十二曰会通，共三百九十条，又益以《图翼》十一卷，《附翼》四卷，虽不免割裂古书，而条理井然，易于寻览，亦自成为一家言，初学由此循途，自有逢源之妙矣。

庚　清代之《内经》研究

《素问灵枢类纂约注》三卷，汪昂讱庵撰。

按：昂以元滑寿之《素问抄》，割裂全文，更分门类，颇失原书面目，且素灵二书，从未有合编者，故发愤创为是书，以素问为主。凡素灵相同者，均用素问，除针灸之法不录外，共分九篇，曰藏象、曰经络、曰病机、曰脉要、曰诊候、曰运气、曰审治、曰生死、曰杂论，虽有删节而段落悉仍其旧。

又合唐王冰明、马莳、吴崑清、张志聪四家之注，删繁辨误，附以己意，颇为显明，在《素灵节注》中可称善本。

近有吴县江忍庵荫香者增为广注，别出心裁逐句分解，然原文悉遵汪氏旧本，益使学者便于取读。

《灵素集注节要》，陈念祖撰。

按：修园分《内经》为十二篇，曰道生、曰藏象、曰经络、曰十二经图形、曰运气、曰望色、曰闻声、曰问察、曰审治、曰生死、曰脉诊、曰病机，注语显明易晓，亦备初学省览。

《内经三家合注》（古今图书集成本）

按：此书乃王冰、马莳、张志聪三家所注各有单行本，《图书集成医部全录》将三注汇为一编，分散于经文之下，三家中王注最古，排抉隐奥，多所发明，但所注仅有《素问》，分段亦多琐碎。

马注始依两书文法，分为章节眉目清晰，于王注之外亦多创解。

张注尤切实用，学者多宗焉。

《医经原旨》六卷，薛雪生白撰。

按：其绪言云"……至于针灸一法，另有专书，故略收一二，余多节去，其据文注释，皆广集诸家之说，约取张氏者为多，或义理未畅，间尝缀以愚见，冒昧之责，何所逃避？际此医风流弊之日，苟有一人熟读而精思之，则未必无小补云"。

辛 现代之《内经》研究

《灵素生理新论》，山西杨如侯著

按：其说则一本《内经》，而推演处，亦悉宗经旨，或旁采历代医家学说，绝不参以臆见，其弘而未发之旨，并历举西图西说，以互相印证。书凡二十四章，三

岐黄之术自有传承

百零一节，图一百三十则，洋洋二十余万言询为《内经》之研究家别开生面之作品也。

弍　分　论

上古天真论篇第一

《黄帝内经》本太素浑元之理，阐天人合一之道，为中医群经之首。本篇教人把握阴阳，呼吸精气，尤为全书之要旨。

内言上古之人，在上者自言知道，在下者从教以合于道，皆能度百岁乃去，惟真人寿同天地，正以其同天真故也，故名篇。篇内凡言道者，除言男女发育外，俱属摄生之要诀也。

附释经文——成而登天

成者圣人之道成也，登天即登天位为天子也。鼎湖之言，乃秦汉诸儒附会之谈，未可据为注释。周易明夷传曰"初登于天照临四国也"，可以证此经登天之义。

附释经文——太冲脉盛

太冲脉盛，按新校正云"全元起注及太素甲乙经俱作伏冲，下太冲同"。考汉人书太字或作伏。汉太尉公墓中画像有伏尉公字，隶续云"字书有伏字，与大同音"，后人不识伏字，加点作伏，遂成异字。

四气调神大论篇第二

神藏于五脏，故宜四时调之，以"春为发陈，夏为蕃秀，秋为容平，冬为闭藏"，其气各异，当随时有善养生长收藏之道。

又谓"四时阴阳者，万物之根本也。所以圣人春夏养阳，秋冬养阴，以从其根"，而培养之，皆调生之要道也。

生气通天论篇第三

篇首有"自古通天者，生之本，本于阴阳"。盖以天有阳气，积阳而为天也；有阴气，积阴为地也；人禀天地之气而生，亦有阳气，亦有阴气，阳气者卫气也。

本篇所重在人卫气，但人之卫气，本于天之阳气，惟人得此气以自生，故曰生气通天。惟圣人同此阳气，而奇疾不起，常人则反是焉。

故黄帝曰："阳气者，若天与日，失其所，则折寿而不彰，是故阳因上而卫外者也"。于是寒暑湿气相因而至，痿肿煎薄偏枯痤痹相随而起矣。

岐伯曰："阴者，藏精而起亟也；阳者，卫外而为固也。……阴平阳秘，精神乃治，阴阳离决，精气乃绝"。于是风、暑、湿、寒相因而至，洞泄痎疟颏嗽温热相随而起矣。

附释经文——传精神

经云："圣人传精神，服天气而通神明"。王注精神可传，亦不能所谓。

按：传字不可通，当为搏字之误也。管子内业篇"搏气如神"。尹知章注搏谓结聚也，与此文义相近。作传者古字通用。又搏与专同，言圣人精神专一不旁鹜也。

附释经文——乃生大偻

偻即下文陷脉为瘘之瘘字，按古书多有文异义同之例，王注以云形容偻俯。然则生字何义乎，此言大瘘，下文上言瘘，不言大，则陷脉者乃生小瘘也，于义初不复。

金匮真言论篇第四

天之阴阳四时，合人之阴阳脏腑，人之五脏五行，合天地之五方五色，五谷五味，五星五音，五畜五臭，各有收受，三才合一。本篇专叙天、地、人合一之理，乃至真不易之言也。

按：金匮者，藏书之器也。尚书金滕篇，蔡注释为金滕之匮。灵枢阴阳二十五人篇，金匮藏之，义盖同也。素问病能论篇云："金匮者，决死生也"。

阴阳应象大论篇第五

此篇言天地人，四时五行，寒热气味，合人之藏府，形身清浊，气血表里，上下成形者，莫不合乎阴阳之道。致于诊脉察色，治疗针砭，亦皆取法于阴阳，故曰阴阳应象大论。

阴阳者，太极初开，始为一划之所分也。阴阳分而为五行，故五行一阴阳，阴阳一太极，则是阴阳者，所以代太极而总五行者也，天地之道尽于是矣。

故黄帝详为细释，乃五运行大论之提纲，其义无穷者当熟玩之。

附释经文——病之形能也

按：能读为態（态），病之形能也者，病之形态也。荀子天论篇，耳目口鼻形能各有接而不相能也，形能亦作形态。楚辞九章怀沙，固庸态也。汉书司马相如传，君子之态。史记徐广本，態作能，皆古人以能为态之证，又诸能字或无注，或僻传其说。

阴阴离合论篇第六

此承上篇阴阳应象，而复论阴阳之离合也。应象者，阴阳之微乎外也；离合者，阴阳之本乎内也。

阴阳之理，本于太极，由阴而阳，故曰阴阳。离则有三，合则为一，从三而十百千万皆离也；三阳归于一阳，三阴归于一阴，皆合也。开阖者，如户之扉；枢者，扉之转牡也。开则为阳，阖则为阴。舍枢不能开阖，舍开阖不能转枢，言阴阳之气不等，动用殊也。

其曰阴之绝阳，是纯阴无阳而归于太极也，又曰阴之绝阴，是纯无阴而归于无极也。

阴阳之理，从无极而太极，太极而阴阳，所以申明阴阳之离合者如此。

阴阳别论篇第七

此即承前篇人有阴阳，合于天地之阴阳之意，而复论阴阳之分别，以知死生，故曰阴阳别论也。

阴中有阳，阳中有阴，阴阳之常也。

无胃脘之阳，见真藏之阴，则为别阴。无柔和之阴，见结搏之阳，则为别阳。别阴别阳，非阴阳之常，乃阴阳之别也。

常则和，别则病，常则顺，别则死。

所谓"别于阳者，知病处；别于阴者，知死生之期"。阳结阴结，阳搏阴搏，义亦同焉。

附释经文——生阳之属不过四日而死

按：新校正云别本作四日而生，详上下文义，作死者非。俞曲园云"肝之心谓之生阳，心之肺谓之死阴，故王注于死阴之属，曰火乘金也，于生阳之属，曰木乘火也。是死阴生阳，名虽有生死之分，而实则皆死征也……"。新校正云"别本作四日而生，全元起注本作四日而已，俱通。详上下文义，作死者非"。此新校之谬说。

盖全元起注本作'四日而已者'，已乃亡字之误。别本作生者，浅人不察文义，以为死阴言死，生阳宜言生，故臆改之也。新校正以死字为非，必以生字为是，大失厥旨矣。

灵兰秘典论篇第八

末有黄帝乃择吉日良兆，而藏灵兰之室，以传保焉，故名篇。

篇内专论五脏六腑之生理，而以心为君主，肺为相傅，肝为将军，胆为中正，膻中为臣使，脾胃为仓廪，大肠为传道，小肠为受盛，肾为作强，三焦为决渎，膀胱为州都，譬之于官，各有所守，不容失职也。

注：吴氏曰灵台兰室黄帝藏书之所，秘典秘密典籍也。

六节藏象论篇第九

此篇乃三部九候五运六气之总提纲，篇内首问六六之节，后又问藏象如何，故名篇。

六节者，天以六为节，天气始于甲，地气始于子，子甲相合，六十日甲子一周而为一节，六六三百六十，以成一岁也。天有六六之节，地则以九九制会也。

藏象者，形藏四，神藏五，合为九藏。形藏者，藏有形之物，胃与大肠、小肠、膀胱也。神藏者，藏五脏之神，言心、肝、脾、肺、肾之功用也。

故以人迎（左）寸口（右），以候阴阳之气，盖阳气从左而行于右，阴气从右而行于左，言人之脏腑，以应三阴三阳之六气，犹之以六为节，以九制会者也。

附释经文——阳中之少阳

此为阳中之少阳，运于春气。按新校正云：全元起本并甲乙经太素作阴中之少阳，此言肝脏也。金匮真言论曰：阴中之阳肝也，则此文自宜作阴中之少阳，于义方合。王氏据误本作注，而以少阳居阳位说之，非是。

五藏生成篇第十

篇内以五藏之所主所伤所合，五色之见死生，五藏所生之色征于外，五藏之病成于内，而见于脉也。

能合色脉之义，推之皆本于天地生成，故名之曰五藏生成篇，无问答，故不曰论。

夫色以应天，脉以应地，天主生，地主成，此篇无问答而直曰心之合脉，以承上篇天地之阴阳，而后应乎色脉也。

五藏别论篇第十一

此承五脏生成，而复论脏之别也。肝心脾肺肾，五脏之正也。脑髓骨脉胆女子胞，五脏之别也。

方术之士，从事于脑髓肠胃之间，因脑髓而及于骨脉胆女子胞，六者为脏，名曰奇恒。因肠胃而及于三焦膀胱，五者为腑，名曰传化。奇恒者，异于常腑也。传化者，化物而不藏也。

脏本有五，今举其六，腑本有六，今举其五，五脏藏精气，而脑髓为之主，六腑化水谷，而肠胃为之主，因方士之所尚，而推论之如此。

附释经文——六腑者传化物而不藏

按：云化物而不藏，则六腑即上文传化之腑。上文之传化之腑云，胃大肠小肠三焦膀胱，则只上五腑。又云魄门亦为五脏使，水谷不得久藏，则魄门亦实为传化之腑之一，合之成六腑，然则此六腑为胃大肠小肠三焦，与金匮真言论以胆胃大肠小肠膀胱三焦为六腑者异，胆亦见上文乃奇恒之腑，非传化之腑，故舍胆而取魄门为六。

夫脏腑之说，今世一从金匮真言论，而在古初无定论。

异法方宜论篇第十二

异法者，一病而治各不同，有砭石毒药灸烳微针导引诸法也。方宜者，东方治宜砭石，西方治宜毒药，北方治宜灸烳，南方治宜微针，中央治宜导引也。

治病各法，始于五方，而圣人治病，则互用而且合者，此病之所以皆愈也。

移精变气论篇第十三

移精变气者，移益其精传变其气也，乃承上篇异法方宜之治，复论上古移精变气之治也。

精气者人身之主宰，病则精气有亏，惟祝由治病，能移精变气，理色脉而通神明，以我之神，合彼之神，两神相合，精气相通，故可祝由而已。

精气者以神为主，神行则气行，神往即气往，知神气可以长生，故又曰：得神者昌，失神者亡，独归重于神焉。

附释经文——故可移精祝由而已

按：说文·示部：褕，祝褕也。是由字本作褕。古文褕，是字又作袖，此作由者，即袖之省也。王注曰：无假毒药，祝说病由，此固望文生训。新校正引全注云：祝由南方神，则以由为融之假字，由由融双声，证以昭公五年左传蹶由。韩子说林作蹶融，则古字本通，然祝融而已，文不成义，若然，则以本草治病即谓之神农乎，全说亦非。

汤液醪醴论篇第十四

此言上古圣人，制汤液醪醴以为备，然无邪则不必服。中古则邪气时生，故服之万全。后世则邪气太甚，非毒药针灸以治之不可也。

夫病之起也，极精极微，而即不可治者；有病于五藏，而疏涤以愈者；世代渐远，而治法渐加，所以追维上古，而重上古之全神也。

是以上章曰：移精变气，得神者昌。此章曰：故精自生，巨气乃平。凡治病必先求其本也。

附释经文——必齐毒药攻其中

按：齐，当读为资，资，用也。言必用毒药及镵石针艾以治其内外也。考工记或通四方之珍异以资之。注曰：故书资作齐。是资，齐古字通。

玉版论要篇第十五

此篇论脉周度数出入，五藏之气相生而传一以贯通，外内环转，如逆回，则为病矣。

以神为主，故首言神，神转不回，回则不转，乃失其机，至数之要，切近以微。

次于色脉而极言之，以别死生，盖色脉之论要毕矣。

诊要经终论篇第十六

此承上章而复问也，首举天地气人气而言之，见人所在，乃诊家之至要也。

故春刺散俞，及与分理。夏刺络俞，秋刺皮肤循理，冬刺俞窍于分理。春夏秋冬，各有所刺，法其所在，不知此者，所以伤经脉，而反生他病也。

次言刺不避五脏者，各有死期，而遂指刺胸腹之有法也。末云此十二经之所败，乃三阴三阳之气终也。

前七节，论诊脉之要，后六节，论十二经之终，故曰诊要经终。

附释经文——必以布憿著之

刺胸腹者，必以布憿著之，乃从单布上刺。

按：憿当读缴。广雅释诂云：憿缠也，即缴字，作橄者借字也。新校正引别本作憿，又作撒俱借字也。张志

岐黄之术自有传承

聪训懒为定谬矣。

脉要精微论篇第十七

此篇首论诊脉之法，夫色脉之道，至精至微，然本于阴阳气血，阴静而阳动，有所动作，则静者动而动者散乱矣。故诊法当以平旦。

夫切脉动静，而视精明，察五色，观五脏有余不足，六腑强弱，形之盛衰，以此参伍错综而斟酌之，决其死生之分，则四诊咸备，斯成脉要之精微也。

脉其四时动，知病之所在，知病之所变，知病乍在内乍在外，亦复曲尽其脉要精微之理，圣人反复辩论详明主矣。

附释经文——夫精明五色者

夫精明五色者，气之华也。按王注曰：五色之精华，上见为五气，变化于精明之间也。殊误。

精明五色，本是二事。精明以目言，五色以颜色言，盖人之目与颜色，皆能以决人之生死。下文曰：赤欲如白裹朱，不欲如赭……黑欲如重漆色，不欲如地仓，五色精微象见矣，其寿不久也，此承五色言之，以人颜色决生死也。

又曰：夫精明者，所以视万物，别白黑，审短长。以长为短，以白为黑，如是则精衰矣。此承精明言之，以人之目决生死也。

王氏不解此节之义，故注下文精明一节云：诚其误也。不知此文是示人决生死之法也，非诚庸工之误也，失经旨甚矣。

附释经文——有余为精

按：王注曰：诸有余，皆为邪气胜精也。邪气胜精，岂得谓之精。王注非也，精之言甚也。

吕氏春秋勿躬篇：自蔽之精者也。至忠篇：乃自伐之精者。高诱注：并训精为甚，有余为精，言有余者，皆为过甚耳。

平人气象论篇第十八

平人气象者，不病人之脉气与脉象也。欲识平人之脉，当以病脉死脉参之；欲识病脉死脉，当以胃脉准之。

盖五脏四时之脉，皆以胃气为本，而五脏之气生于胃，胃腑之气生于水谷也。

故曰："纳谷者昌，绝谷者亡"。又曰："有胃气则生，无胃气则死"。

附释经文——前曲后居

按：居者，直也。言前曲而后直也。释名释衣服曰："裾，倨也，倨倨然直。居与倨通"。王注曰："居，不动也。失之"。

玉机真藏论篇第十九

此篇言真藏之脉，资生于胃，输禀于脾，合于四时，行于五脏。

五脏相通，移皆有次，如璿玑玉衡，转而不回者也。如五脏有病，则各传其所胜，至其所不胜则死。

有为五志内伤，交相乘传而者。有春得肺脉，夏得肾脉，真藏之神，为所不胜之气乘之者，皆奇恒之为病也。

三部九候论篇第二十

三部者，头面为上部，胸膈为中部，胁腹为下部也。九候者，一部之中，各有三候，三三而为九也。

夫九针九候之道，贵在神与气，心藏神，而为阳中之太阳。肾为生气之源，而膀胱为之表里，是以独候手足之太阳者，太阳主诸阳之气也。

故两举太阳经脉，明其死生，皆必指而导之，乃以为真，此三部九候之大法也。

数者所以决死生，处百病，调虚实，而除邪疾。故又名曰决死生论。

经脉别论篇第二十一

经脉始于肺，终于肝，环转运行，度数有常，若惊恐恚劳，喘汗生病，藏气独至。失其常度，是为经脉之别。

知其正则知其别，故论饮食输散之常，知其别欲知其正，故论阴阳藏象之体，而反复明之。

藏气法时论篇第二十二

五藏之气，必应天时，而人之治藏气者，当法天时，故曰藏气法时。

天行四时，地生百物，人备五藏，皆合五行。

天有一岁之五行，有十干之五行，有一日之五行。地有五谷、五果、五畜、五菜、百药，各具五味，各有五行。

人之五藏五行，合于天地。合天则有五色六气之上承，合地则有五苦五欲之不应，此五者而互参之，则成败死生可决与。

宣明五气篇第二十三

此篇承上章五藏之气上法天时之义，而宣明五气、五味、五藏、五邪，故无问答之词，而不曰论。

盖天地之间，六合之内，不离于五，人身形藏总属于气，亦皆应之。

故举五藏所入，五藏所病，五精所并，五藏所恶，五藏化液，五味所禁，五病所发，五邪所乱，五邪所见，五藏所藏，五藏所主，五劳所伤，五脉应象，而宣明五气也。

血气形志篇第二十四

人之有身不离气血，人之应物不离形志；形者脉气之应乎外者也，志者血气之存中内者也。

血气有多少，形志有苦乐，天人有常数，灸刺有所宜。此所以继上文而更有此说也。

宝命全形论篇第二十五

宝命全形者，保天命以全人形也。

夫人生于地，悬命于天，天地合气，以成人形，形之疾病，则命失其宝，形不能全矣。

若欲全形，一曰治神，二曰知养身，三曰知毒药为真，四曰制砭石小大，五曰知脏腑气血之诊。

五法俱立，各有所先。故岐伯曰：必先治神，治神所以宝命，宝命则能全形也。

八正神明论篇第二十六

八正者，天地八方之正位也。天之八正，日月星辰也；地之八方，四方四隅也。

合人形于天地四时，阴阳虚实，以为用针之法。

形乎形，观其形色，而知病之所在；神乎神，谓气至之若神，而志先慧然独悟，俱视独见，昭然得明，若风吹云和。故曰：八正神明也。

离合真邪论篇第二十七

离合真邪者，真气邪气，彼此相离，勿使合也。

邪气入于血脉之中，则真气与邪气有离有合，从而察之三部之中，有独大独盛者，病之所在矣。即迎而取之，早遏其路，必使真气勿失，邪气勿入。

夫邪气新客，溶溶未有定处也。推之则前，引之则止，逢而泻之，其病立已。

言乘风邪新客未定之时，即当逢而泻之，慎勿使真邪之相合也。

通评虚实论篇第二十八

此承上章而复问虚实也，邪气盛则实，精气夺则虚。则虚实之情，二语尽之。

然亦有大热病气热，脉满而为重实者。有脉气上虚尺虚，而为重虚者。有寒气暴上，脉满而实。乳子病热，脉悬小者，以及肠澼，癫疾，消瘅，痈疽，腹满，霍乱，五脏痫惊，内外上下阴阳脏腑诸病，而或死或生或虚或实者，故为统论之。

太阴阳明论篇第二十九

太阴者，足太阴脾也。阳明者，足阳明胃也。详论脾胃病之所以异名异状等义，故名篇。

夫胃以水谷资四肢，而不能径至四肢，必藉脾气运行，得水谷津液，荣卫于四肢，故曰脾脏者，常著胃土之精也，土者生万物而法天地者也。

此篇乃总结三部九候，十二经脉，营卫血气，皆阳明胃气之所资生，足太阴脾之所输转，太阴为之行气于三阴，阳明为之行气于三阳，通于四时，施于四体，是以帝问其病，而伯答以阴阳顺逆之道焉。

阳明脉解篇第三十

荣卫气血，生于阳明，始于少阴，通评虚实篇，论阳明而兼论少阴，此篇专论阳明之虚实，故曰：阳明脉解篇。

阳明属土，故恶木；阳明热甚，故恶火；阳明厥逆，故恶人。

四肢实则登高，热甚则弃衣，阳盛则骂詈，不欲食则妄走，皆阳明经脉之病，有生死虚实之殊，而见证之各有不同焉。

热论篇第三十一

此论热病，故篇曰：热论。盖论外因之热病也，太阳之气主表，阳明之气主肌。凡外淫之邪，始伤表阳，皆得阳气以化热，故曰：凡病热者皆伤寒之类也。

若论伤寒，则始于太阳，终于厥阴。所谓巨阳阳明少阳……等，乃人身三阳三阴之经脉也。巨阳受之，阳明受之，少阳受之……等，乃三阳三阴各受寒邪而病热也。一日巨阳，二日阳明，三日少阳……等，乃以六日而明六经也。

三阳三阴各受为病，一日受者七日愈，二日者八日愈，三日者九日愈之，等；究皆一日受而七日愈，期虽有次非一定也。

两感于寒，则阴阳俱病，脏腑皆伤，不免于死。气化无形，经脉有定，故下即有刺热之篇，后有评热之论。

刺热篇第三十二

此示上章论内因外因之热病，皆有刺取之法，以明热病之在经络也。

经络内连五脏，故上言经脉之热，此论五脏之热病。夫五脏者，五行之所生也；五脏之热病，病涉于五行，是以死生皆系于十干也。

而五脏之热，有在于脉者，有在于色者；在色在脉，证有先兆，知其先兆而刺治之则得矣。

评热病论篇第三十三

热论言热病之所在，刺热论热病之先见，评热论热病之变症。

凡风厥，劳风，肾风，风水，皆热病之变，举而评之，故曰评热病论。

逆调论篇第三十四

调者，和也，顺也。言人之阴阳水火，荣卫藏气，表里上下，皆当和调，逆调则为病矣。

上下阴阳之逆调，则为烦满，为痹气；表里水火之逆调，则为肉烁，为挛节；荣卫之逆调，则为肉苛；藏气之逆调，则为喘息也。

附释经文——人身非常温也，非常热也。

按：

常，本作裳字。说文巾部云："常，下裙也"。或体作裳。是裳常一字。书传多以常为恒常义，而下裙之义乃习用裳，鲜作常，致王注于此，误谓'异于常候故，曰非常'，而不知下文云：'人之非衣寒也'。以彼'衣寒'，例此'常温''常热'，则其即'裳温'，'裳热'明矣。裳，犹衣也。小戴曲礼孔义云："衣，谓裳也"。可证。

疟论篇第三十五

风寒暑湿，皆能为疟。风为百病之长，故首言风而后论暑湿。

夫日作之疟，卫气应乃作，邪客脊背，循风府而日下一节，则发日晏，出于风府，注于伏膂而上出缺盆，则发日早。邪薄五藏，横连募原，则间日乃作，邪与卫气，客于六腑，循行失度，则间二日或休数日乃作。

夏伤水寒，秋伤于风，则为先寒后热之寒疟。冬中风寒，藏于骨髓，夏暑乃发，则为后寒之温疟。肺素有热，用力劳形，气不归阴，内藏于心，舍于分内，则为但热不寒之瘅疟。

刺疟篇第三十六

此承上篇疟论，而申明刺疟之法。举足太阳，少阳，阳明，太阴，少阴，厥阴，三阳三阴，五脏胃腑之疟，以及疟，温疟，各有刺治之法，因名刺疟。无问答，而不曰论。

气厥论篇第三十七

五脏六腑，主十二经脉，一气运行，转环不息，脏不和则气厥，气厥则寒热相移。

故帝问脏腑寒热相移之症状，而岐伯以气厥结之也。

咳论篇第三十八

咳，肺脏之本病也。形寒饮冷，则为肺咳矣。

而五脏六腑皆令人咳，五脏则关于肺，六腑则聚于胃，使人多涕唾，而面浮肿气逆也。

是以治各不同，脏者治其俞，腑者治其合，浮肿者治其经也。

举痛论篇第三十九

人身经脉流行，气机环转，上下内外，无有已时，寒气客之稽迟不行，则痛，诸痛各不同形，百病皆生于气。

本经云："气伤痛"。盖痛在有形之身，是病皆生于寒热七情，而证见于脏腑经脉。

故帝举以问，伯举以对，是为举痛论。

腹中论篇第四十

此篇论外不涉于形身，内不关于脏腑，在于宫城空廓之中，或气或血或风或热，以至于女子之妊娠，皆在于空腹之中，故名腹中论。

腹中之气，不能从脐腹而行于胸膈，达于四肢，则为鼓胀肿痛之病，腹中之血，不能从脐腹而内通于胞中，外通于经络，则为血枯脓血之病。

前半论腹中气血不和，则有腹中之病；后半论脾气不和，而厥逆，经血不和而热甚，亦为腹中病也。

刺腰痛篇第四十一

此篇承上章，而后记病在形身之外，经络之间，今人腰痛者，有刺取之法也。

腹者太阴经脉之所主，腰者是三阳三阴之脉，及奇经分脉，皆从腰而上。

故举是太阳少阳阳明少阴厥阴及奇经八脉，并解内理，皆系于腰而为痛，各随其脉以刺之。

太阴主腹，故不复论，[注一] 然太阴之络，亦令腰痛，故终举太阴之痛以结之。

（注一）足太阴之脉，从膝股内廉入腹属脾以主腹中，故不论于外也。

风论篇第四十二

四时首春，五行首木，六气首厥阴，厥阴之上，风气主之，故风为百病之长。

金匮真言论云："天有八风，经有五风"。人与天地参，天有风气，人亦此风气。

人身经脉内虚则生风，因风传变，则其病各异；内病五脏，则形状不同，举而论之，故曰风论。后世论风，当祖此篇。

痹论篇第四十三

痹者，闭也。邪闭气血凝涩而不行也，言风寒湿三气杂错而至，相合而为痹。

然痹之证，有风寒湿之痹，有皮肤、肌肉、筋脉、骨、五脏外合之痹；六腑有俞，五脏亦有俞，五脏有合，六腑亦有合；故有五脏六腑之痹，若营卫流行，则不为痹。

痹之为病，或痛或不痛，或不仁，或寒或热，或燥或湿，举而论之，故曰痹论。

附释经文——经络时疏，故不通。

按通字即读为痛，痛通并谐甬声，故得假借。甲乙经，阴受病作痛。正字也，此通字借字也。不省通为假字，则即言疏又言不通，义反背矣；而或遂以通为误字则不然，故不烦改为痛。素问假字，放此最显，注家多不明其例。

附释经文——凡痹之类，逢寒则虫。

按：

虫当读为疰，疰谐虫省声，故可通借。说文疒部云：疰，动病也。字又作疼，即上文云：其筋骨者疼。

又释名释疾病云：疼，痹气疼，疼然烦也。然则逢寒则痋，正疼疼然烦，所谓疼痹矣。段玉裁疒部注以释疾病之疼疼，即诗，云汉之虫虫，则又虫通借之一证。

王注云：虫，谓皮中如虫行。望文生义，不足为训。

痿论篇第四十四

痿者，四肢无力，身弱，动动不能，若委弃不用之状。夫五脏各有所合，痹从外，而合病于内，外所因也；痿从内，而合病于外，内所因也。故承上章而复问也。

肺为脏之长，故五脏因肺热叶焦，发为痿躄。

阳明为五脏六腑之海，主润宗筋，为诸脉之长，故治痿独取于阳明。

厥论篇第四十五

厥，逆也。气逆则乱，故忽为眩仆，卒不知人，此名为厥。与中风不同，有寒热者，有阴有阳也。

夫经脉阴阳之气，不可偏胜，阳气损，阴气独在，则手足寒厥；或令人腹满，阴气衰，阳气独胜，则手足厥热，或令人暴不知人。

经脉厥而形诸病，则为厥状；气机逆而形诸病，则有病能；故先举寒热二厥，而终举手足六经之厥状病能以明之。

病能论篇第四十六

上篇论六经脉之厥状病能，而病能未畅其旨，因复论之。

十二经脉，秉气于胃，故首论胃脘痛，其次有病厥者，有病颈痈者，有病狂怒者，有病酒风者，举病气之合于四时者而论之，皆病能也。

奇病论篇第四十七

奇病者，形居母腹，胎失其养，既生之后，经脉脏气不足，当天癸未至之时，病从内生，卒然而起，病久且死。

如九月而瘖，则胞胎内虚；即生之后，天癸未至，致有息疾，伏梁，疹筋，厥逆，以及脾甘胆苦，癃厥肾风之病，类而举之，皆先天受病，卒然而疾，内论诸病皆异，故名曰奇病论。

大奇论篇第四十八

此承上篇记奇病之广大，而推论之，而内论诸病，尤异，故以大奇名篇。

上篇胞络脉绝，乃先天受病，其病发于天癸未至之时。

此篇首言肝满、肾满、肺满，则天癸已至，形气充足，而为后天之病，病脏腑经脉，甚则死不可治，此所以大奇之说也。

脉解篇第四十九

六气主时，始于厥阴，终于太阳。此举三阳三阴经脉之病，则太阳主春，正月为春之首，太阳为阳之首也；少阳主秋，九月为秋之终，少阳为阳之终也；阳明主夏，五月为夏之中，阳明居阳之中也。

三阴经脉，外合三阳，雌雄相应。太阴合阳明，故主十一月，十一月冬之中也；少阴合太阳，故主十月，十月冬之首也。

如形本乎气，气本乎谷，血本乎脉，而形气，谷气，血脉，有虚实反常之道，得其虚实而刺之，斯为刺志也。

刺要论篇第五十（原缺）

刺要者，即针刺之要法。本篇首论刺法之要，各有浅深，浅深不得，致五脏四时之病，虽欲无之，然不去矣，刺要不綦重欤。故名刺要论篇。

姚止庵云：过之则内伤，不及则生外壅。二句真刺法之要道乎。但篇中所言病期，如肺动则秋病温疟等，言肺伤则有肺经之病，其实肺病不止于疟，而且未必秋始发也。

陈按：原讲义缺今按历代先师义试补如上。

刺齐论篇第五十一（原缺）

本篇大意，已见刺要论篇中，而此更以刺齐篇者，齐者一也，刺有一定之则，不可过，不可不及，盖专论刺法之准则也。

本篇着重强调手法，上篇侧重于误刺的后果应当互参。

陈按：原讲义缺今按历代先师文义试补如上。

刺禁论篇第五十二（原缺）

禁，谓刺之有害者宜禁之，不得刺也。故名刺禁论。又灵枢玉版篇有（传之后世，以为刺禁）之文。

姚止庵云：刺以去病，欲去病而不知禁，则不惟不能去病，而反以增病，其害更有不可胜言者。篇中精义，用针者不可不知，用药者尤当体认也。又高世栻云：禁者，藏有要害，不可不察也。中伤藏气则死，中伤经脉，或病或死，刺之所禁，不可不知，盖从之则有福，逆之则有咎也。

陈按：原讲义缺今按历代先师文义试补如上。

刺志论篇第五十三（原缺）

马莳云：志者，记也。篇内言虚实之要，及泻实补虚之法，当记之不忘，故名篇。又姚止庵云：论虚实反常，自是不易之理，不特针家为然。然即以针论，通篇惟末后四语，其前毫与针刺之义无涉，不知何故以刺志名篇也。

前篇刺禁，义即禁刺，后篇针解义即解针，则本篇刺志即志刺也。虚实之要及虚实反常之理，应为刺家之所当知，故九针十二原云：虚实之要九针最妙。不可谓毫与针刺之义无涉也。

陈按：原讲义缺今按历代先师文义试补如上。

针解篇第五十四

针解者，解灵枢素问所言之针法也。

针法始于一，终于九，上应天地，合于人身，故虚实之要，九针最妙。此帝首问九针之解，虚实之道，以为针解也。

长刺节论篇第五十五

灵枢官针篇云："刺有十二节"。刺节真邪论云："刺有五节"。长，犹广也。长刺节者，即以病之所在，而为刺之节。

如头痛，寒热，浮肿，积疝，痹病，狂癫，诸风，皆以病之所在而取刺之，所以广五节十二节之刺，故曰长刺节。

皮部论篇第五十六

此篇论手足三阳三阴十二经之络脉，分络于皮肤之间，各有部分，故曰："十二经络脉者，皮之部也"。

部有左右上下，阴阳所在，是故百病之始生也，必先于皮毛，邪客于皮则腠理开，开则邪入客于络脉，络脉满则注于经脉，经脉满则入舍于脏腑也。

盖脏腑之气，亦通于皮，亦有分部，其脏腑之气，不与于皮而生大病矣。

经络论篇第五十七

经络，经脉络脉也。

上篇从皮腠而入于络脉，络脉而入于经脉，故此复有经络之论，论经络之色，有常有变，所以承上篇五色而补其未尽之义。

气穴论篇第五十八

气穴者，一身之气，循行三百六十五穴也。孙络谿谷，亦三百六十五会，皆应一岁之数。

通荣卫而会大气，合大络而行脏俞，故帝欲知其真数也。

气府论篇第五十九

前篇论穴故名气穴，而此篇论气所发，故名气府也。

篇内无问答之辞，而曰论者，伯承上篇复论三阳经脉气所发者，合督任冲脉，亦三百六十五穴^(注一)以应周天之数。盖阳者天气也，主外；阴者，地气也主内。故上论手足之三阳而不及于阴也。

（注一）手足三阳脉气所发者二百九十八穴。督任冲脉所发者，七十八穴。五脏脉气所发者，十穴。阴阳蹻四穴，通共三百九十穴。内太阳经内重督脉五穴，重足少阳十穴，手阳明内重大迎二穴，手少阳内重悬厘一穴，风池二穴，天窗二穴，颧髎二穴，共重二十五穴，除去所重，实三百六十五穴也。

骨空论篇第六十

此篇论骨空，而帝所问在风者，谓治大风寒热诸证，皆取刺于骨空也；夫人三百六十五节，节交神，气之所游出入，骨空者，节之交会处也。

少阴属肾主骨，与太阳为表里，太阳主皮肤，少阴主骨髓。任冲督脉皆起少阴，合于太阳。任脉起于中极之下；冲脉起于气街，并少阴之经；督脉起于少腹以下，骨中央。凡此，皆起于少阴也。

任冲之血，淡渗皮肤；督脉之经，行于脊背。凡此，皆合于太阳也。故上节论风伤太阳，及于任冲督脉也。少阴主骨，骨属屈伸不利，则机关弛废，弛废则水气不行，故次节论膝痛不和，及于水俞五十七穴也。少阴属肾，精髓渗灌骨空，荣于经脉，精髓不濡于骨空，则水毒于经脉，故末节论髓空而及于鼠瘘之寒热，并为刺之法也。

水热穴论篇第六十一

水热穴者，水俞五十七穴，热俞五十九穴也。

少阴属肾主水，阳气内虚，则水聚为肿，而有水俞之五十七穴；人伤于寒，寒盛则热，热气内逆，而有热俞之五十九穴。

水为阴，寒亦为阴，寒盛则热，是水俞热俞皆主于少阴，各有当刺之穴也。

调经论篇第六十二

此篇言病有虚实，宜善调其经脉，经脉者，十二经脉也，内通五脏六腑，外络三百六十五节，节有病，必被经脉，经脉之病皆有虚实。

相并为实，相失为虚，寒热阴阳，血气虚实，随其病所在而调之，故曰调经论。

附释经文——泾溲不利

按王注云：泾，大便也。溲，小便也。谓大便为泾，不知王氏有何根据？林亿等新校正引杨上善云：泾作经，妇人月经也。似近之矣。

缪刺论篇第六十三

缪刺者，谓病在左，而取之右；病在右，而取之左；如纰缪也。病在经脉，则经刺之，刺其俞穴也；病在络脉，则缪刺之，刺其皮络也。

邪客于手足三阴三阳之络，有经刺、缪刺之法，邪客于五脏六腑之络，亦有经刺、谬刺之法，知经脉、络脉、孙络脉之浅深，而缪刺之理明矣。

四时刺逆从论篇第六十四

四时刺逆从者，春刺经脉，夏刺孙络，长夏刺肌肉，秋刺皮肤，冬刺骨髓，四时各有所刺，刺之从也。

刺不知四时之经，正气内乱，中伤五藏，死之有期，刺之逆也。

四时合五行，六气亦合五行，故论四时刺逆从，先论六气有余不足滑涩之病也。

标本病传论篇第六十五

标本，阴阳先后之气也。先病为本，后病为标。人身正气调和，外感风热湿火燥寒之气，谓之客气，则以外感客气为本，三阴三阳正气为标。若正气先病，因病而生风、热、湿、火、燥、寒、之气，谓之同气。则以三阴三阳正气为本，所生同气为标。

故治有从本者，有从标者，有先治其本后治其标者，有先治其标而后治其本者，间者并行，甚者独行，此标本之大法也。

病传者，心病传肺，肺病传肝，肝传脾，脾传肾，相克相传，皆有死期，若间一藏，则相生而传，病当自止，不止而至三四藏者，乃可刺，此病传之大法也。

天元纪大论篇第六十六

此篇引天元玉册之言，以明五运六气，上下相召，五六相合，三十岁为一纪，六十岁为一周，周而复始，无有终时。

自此以下七篇，皆论五运六气，司天在泉，天时民病，寒热盛复之理。

天地之阴阳四时，备于人身，人身之寒热虚实，同于天地，故首纪天元，而五运五行六气微旨，归于人气以交变，更有五常之政，六元之纪，道极其大，理悉其微，至真至要，皆大论也。

五运行大论篇第六十七

此篇分论天地之五气，地之五行，布五方之政令，化生五藏五体，皆五者之运行，故曰五运行论。

阴阳应象大论，实为五运行之大纲，此则原其所始，而反复申明之也。

六微旨大论篇第六十八

此篇分论六节应天，六节应地，上下有位，左右有纪，岁数始终，万物生化之道，故曰六微旨大论，言阴阳之数，其旨甚微。

气交变大论篇第六十九

气交之分，人气从之，此言气交之变，以明岁运之太过不及，四时之德化政令，星象之五凶善恶，有常有变，征应于人，藏之灵室，故名气交变大论。

五常政大论篇第七十

木火土金水，有平气，有不及之气，有太过之气，皆其常也。天气制于上，运气主于中，百物生化，五虫孕育，有盛有衰是其政也。

五运根中，六气根外，化不可代，时不可违，皆为五常之政，故以名篇。

六元正纪大论篇第七十一

六元者，厥阴之上，风气主之；少阴之上，热气主之；太阴之上，湿气主之；少阳之上，相火主之；阳明之上，燥气主之；太阳之上，寒气主之；所谓本也，是谓六元。

此篇以六元而正六十岁之纪。司天在上，在泉在下，化运在中，阳年主太，阴年主少，太主太过，少主不及，其中有化有变，有胜有复，有用有病，不同其候也。

刺法论篇第七十二（素问遗篇）

此论六气升之不前，降之不入，故成五郁。惟不退位，故不迁正，因天不得迁正，则刚失守，而后三年成五疫；司地不得迁正，则柔失守，而后三年成五疠。

因详其刺治之法，以资预救。

本病论篇第七十三（素问遗篇）

此申明上篇之义也，上论升降迁正退位，及刚柔干支失守，民病疫疠，三虚暴亡，十二官相失，各有刺法。

帝欲宣扬其旨，故又探诸岐伯以明之，名本病论者。盖本上篇刺法之病，以为论也。

至真要大论篇第七十四

此篇论六气司天，六气在泉，有正化，有胜复，有标本寒热，有调治逆从，五味阴阳，治方奇偶。

至真者，谓司天在泉之精气，乃天乙之真元。要者，谓司岁备物，以平治其民病，无伤天地之至真，乃养生之至要也。

附释经文——奇偶之制

君一臣二，奇之制也；君二臣四，偶之制也；君二臣三，奇之制也；君二臣六，偶之制也。

秦伯未按一三五二四六者，品数之单骈也。奇偶者，所以制缓急厚薄之体，以成远近汗下之用者也；于品数之单骈何与耶？品数之单骈，于治病之实，又何与耶？制病以气，数之单骈无气也。盖尝思之，用一物为君，复用同气之二物以辅之，是物专性一也，故曰奇也。用二物一补一泻为君，复用同气者各二物以辅之，是两气并行，故曰偶也。君二而臣有多寡，则力有偏重，故亦曰奇。臣力平均，则亦曰偶。推之品数加多，均依此例，此奇偶之义，不可易者也。王氏辈皆专指数之单骈，且曰汗不以奇，而桂枝用三，下不以偶，而承气用四，以此为神明之致也。可为喷饭！

岐黄之术自有传承

著至教论篇第七十五

著至教者，雷公请帝，著为至教，开示诸臣，传于后世也。备言三阳如天，阴阳偏胜之理。

以下复有示从容，疏五过，征四失等篇，诚切研求，开示雷公，皆至教也。

示从容论篇第七十六

夫圣人之治病，循法守度，援物比类，化之冥冥，循上及下，得天之道，出于自然。

故示以从容之道，因以名篇。

疏五过论篇第七十七

疏者，陈也。医工诊脉治病，其过有五：未诊不问，诊而不知，其过一也；不知补泻病情，其过二也；不知比类奇恒，其过三也；不知诊有三常，其过四也；不知终始，不问所发其过五也。

此皆受术不通，人事不明，不知天地阴阳，四时经纪，脏腑雌雄表里，八正九候之道，是以五过不免。

征四失论篇第七十八

上篇论不得病之情，故曰：疏者谓疏得五中之情。

此篇论医者精神不专，志意不理，失神志之专一，而曰征者，惩创医之四失。

四失者，不知阴阳顺逆之理，一也。受师不卒妄用砭石，二也。不适病人之情，不明比类之义，三也。不问其始，妄持寸口，不中病情，伪指病名，四也。

阴阳类论篇第七十九

阴阴类者，阴阳类聚而交合也。三阳二阳一阳，三阴二阴一阴，其中交属相并，缪通五藏，阳与阴合，阴与阳会。

首论阴阳之贵，末论四时阴阳之短期，中论三阴三阳之交合，皆为阴阳类也。

方盛衰论篇第八十

盛者，阴阳形气之盛；衰者，阴阳形气之衰。方，度也，诊也。五度十度，视息视意，皆持诊之道，所以方其盛衰也。

若失经绝理，妄言妄期，是为失道。

解精微论篇第八十一

此篇阐明阴阳、水火、神志、悲泣，以及水所从生，涕所从出，神志水火之原，其理精微，故曰解精微论。